JN119365

Cancer, Lies and Secrets

がんと嘘と秘密

ゲノム医療時代のケア

小森康永
Komori Yasunaga
岸本寛史 著
Kishimoto Norifumi

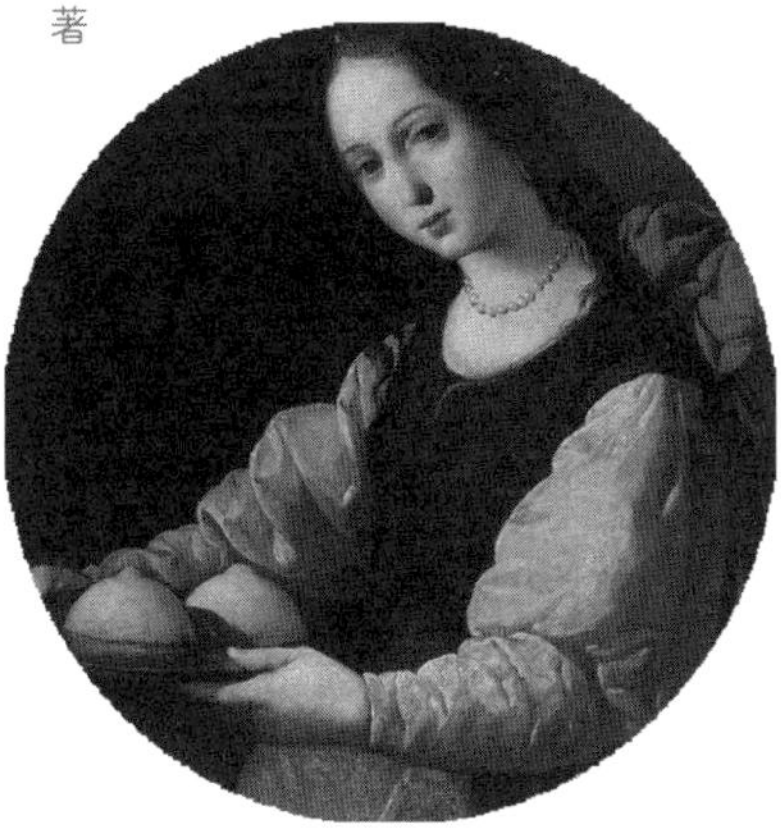

tomi shobo
遠見書房

Francisco de Zurbarán: Saint Agatha 1630

夜はまた肌寒くなり、春のはじめの
ように、再び静かになりました。話しかけたら
お邪魔ですか？　今なら
二人きり、沈黙も必要ありません

はじめて泣いた後では
喜びも、恐れのように、音を立てないのね？

ルイーズ・グリュック（1992）

序　奏

がん医療は確実にゲノム医療の時代に入った。肺がんなどでは分類自体が遺伝子異常によって塗り替えられている。かたや神経精神疾患では昔から、一家系の中に同じ病気が何人も見られるため遺伝していると疑われてきたものは多い。その中で最も有名な遺伝病が、ハンチントン病（以下HD）[註1]である。22歳の青年医師ジョージ・ハンチントンが（メンデルの法則発表のわずか六年後に、もちろんそれを知らずに）報告し（Huntington, 1872）、当事者家族には怪談めいたリアルさで語り継がれ、最も早く遺伝マーカーが同定されて遺伝学自体を牽引した疾患。そんな病いの家族当事者本が『ウェクスラー家の選択』である。本書では、まずこの本を俎上にあげて話を始めたい。ＤＮＡ時代のがん医療、特にそこに表出する家族の嘘と秘密を考えるにはうってつけだと思う。

（註1）　ハンチントン病は、四肢末端に始まりやがて全身に及ぶ舞踏運動（chorea）を中心とする不随意運動、易怒性や易刺激性などの性格変化、注意力や記銘力低下などの認知機能障害、幻覚・妄想などの精神障害を古典的主症状とする常染色体顕性遺伝形式の進行性の神経変性疾患である（Huntington, 1910）。自分の名前をその病名に掲げられる光栄に預かったジョージ・ハンチントンは、舞い上がることなく生涯アカデミズムには一切関わりなく、ゴルフや魚釣りを友に一開業医としてのキャリアを全うした。

『がんと嘘と秘密』というタイトルに惹かれて本書を手にした読者は、最初から『ウェクスラー家の選択』、そしてDNA時代、と出てきて面食らうかもしれない。「嘘」と「秘密」を考えるのに、なぜハンチントン病なのか、どうして遺伝なのか、と。

実は、そもそもそのような発想でこの本は書かれていない。「そのような発想」とは、「嘘と秘密」について考えるためにハンチントン病や遺伝を取り上げること。そうではなく、ハンチントン病の当事者の家族体験を中心に書かれた『ウェクスラー家の選択』を出発点として、がん医療における「嘘と秘密」について考える（このような方式のメリットについては、第4章を参照されたい）。なぜなら、「嘘と秘密」というキーワード自体が同書を読んで浮かび上がってきたものだからだ。つまり、(註2)私が考えた順で皆さんにも考えて欲しいのである。読書によって、現実に新しい視点を導入するのがどういうことか、それはいささかスリリングなものであることも一緒に体験していただければと思う。

察しの良い読者のために一つ先走りさせていただきたい。結局、君は患者や家族を嘘つき呼ばわりするのか、というご意見を持たれる方もあろうと思う。私は、そうではなく、がんを患う時、人々は同時に嘘と秘密をも抱えざるを得ないのだと考える。ならば、がんがもたらす苦境を理解するのに、嘘と秘密（さらには謎と沈黙）という言葉を持ち出して考えてみようというのである。タイトルを見て欲しい。がん患

（註2） 本書における「私」は、小森 and/or 岸本と了解されたい。両者初めてのコラボレイティヴ・ライティングの試みである。具体的方法は「間奏」に記した。

者「の」嘘と秘密ではないし、がん「の」嘘と秘密でもない。がん「と」嘘と秘密。

そもそも秘密とは何か。タブーとは違うのか、プライバシーとは違うのか。秘密は、がん治療を続ける上で欠かせない家族の機能に悪影響を及ぼすのか。本邦には「建前と本音」という文化があり、もちろん建前は嘘ではないが、嘘を許容する素地を生み出すのに一役買ってはいないのか。一体どこからが嘘なのか、沈黙は嘘ではないのか。

私はいわゆるカウンセリングというものを生業の一部にしているが、クライアント（以後、クライアントと患者を文脈に応じて適宜使い分ける）と会うとき、本人とだけ面接する場合と家族も同席する場合がある（頼まれればクライアントを抜いた家族だけという形も受け入れる）。便宜的にそれらを個人面接、家族面接と呼ぶことにするが、前者は後者に比べ、秘密が明かされることが多い。家族面接（特に家族療法）は基本的に行動指向なので、存外、家族で集まった時に共有できないことは相談に乗せないという暗黙のルールがあるようだ。がん医療では自然と家族面接が多い。

家族面接では、秘密に対峙する方法は三択となる（Deslypere and Rober, 2018）。①誰かの秘密に巻き込まれないようにする。②秘密を持った人と共に秘密を背負う。③秘密に対処すべく行為に出る。③では、秘密を打ち明ける場を作るアプローチと秘密の内容については話さずに秘密をどうするかについて話すアプローチがある。

さて、本書では、このような現状認識の下、医療において嘘と秘密を治療概念として利用できないか考える。まずは、以下の5つの問いについて考えることから始めたい。①何が秘密か、②クライアントは何を、家族の誰に隠しているのか、③秘密は家族内で共有されるべきなのか、④支援者は秘密を守るべきか、共有を目指すべきか、⑤支援者は守秘義務を遵守しつつ、どのように秘密に対処するのか？

もくじ

もくじ

第1部

嘘と秘密

第1章

ウェクスラー家の嘘と秘密

ハンチントン病の家族当事者本である『ウェクスラー家の選択』は１９９５年に米国で刊行され、２００３年に日本語に翻訳された（写真1）。遺伝カウンセリングを学ぶ人たちにとって必読の書物だという。現在、品切れではあるが新潮社の単行本だから、専門領域を超えて、より多くの人々に読まれるようマーケティングされたと思われる。副題には「遺伝子診断と向きあった家族」とあるから、『ソフィーの選択』のように、何が選択されたのかが謎ではない。表紙カバーには、幸せそうな品の良い四人家族の避暑地での写真と共に、その原題"Mapping Fate"も記されている。「運命をマッピングする」。この「マッピング」とは、病因遺伝子を特定の染色体上でその場所を突き止

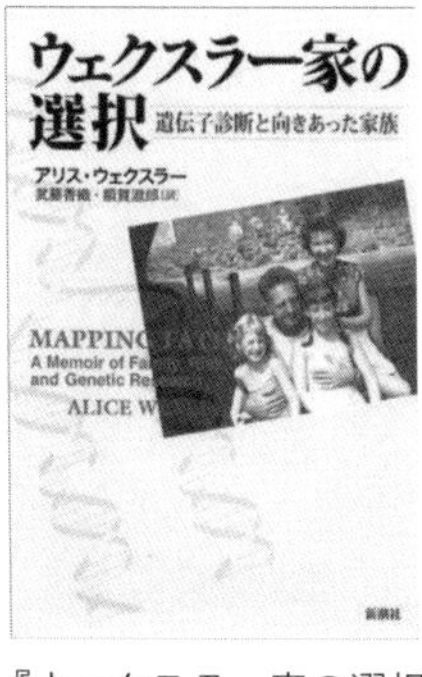

写真１　『ウェクスラー家の選択』（新潮社）

めることと、運命＝ハンチントン病（ＨＤ）を抱えつつ人生をいかにサバイバルしていくかという問題のダブルミーニングであろう。

扉をめくると、「私の母　レオノア・セービン・ウェクスラーの思い出に」とあるから、表紙の写真の右上にいる母が患者で、二人の娘のうちのどちらかが本書を書いたのだとわかる。そして目次の後にはエピグラフがある。その二つの引用によって、同書がただものでないことが知れる。

一つ目は、ガルシア＝マルケス『百年の孤独』（鼓直訳）からである。

〔アウレリャーノは、〕メルキアデスの羊皮紙に自分の運命が書き記されていることを知った。羊皮紙は手つかずのまま、有史以前からはびこっている草木や水蒸気の立ち上る水たまり、人間の足跡を部屋からぬぐい去ったキラキラ光る昆虫などの間に見つかったが、それらを明るい場所まで持ち出す余裕は彼にはなかった。その場で、立ったまま声を出して読み始めた。少しもよどみがなかった。まるで、スペイン語で書かれているものを、真昼の目のくらむ光線の下で読んでいるようだった。それはごく些細なことまで含めて、百年も前にメルキアデスによって編まれた一家の歴史だった。

物語の主人公一族の四代目アウレリャーノが、羊皮紙にメルキアデスがサンスクリット語で書いた自分の運命を貪り読む描写である（〔〕内は引用者註）。

一方、二つ目はグレイス・ペイリー、「父親との会話」（村上春樹訳）にある「人はすべて、現実の人間であれ架空の人間であれ、人生においては、決定されていない運命を享受する権利を有しているのだ」（傍点引用者）という一文。

前者では運命が貪り読まれ、後者では運命を知らぬまま生きる権利が主張される。つまり、遺伝子診断の結果（という運命が明らかになること）に対するアンビバレンスが巧みに表現されているのである。

では、これはどんな人が書いたのか？　著者のアリス・ウェクスラーはスタンフォード大卒の歴史家であり、アリスが26歳、妹のナンシーが23歳のときに、母がＨＤと診断された。母はその時53歳であった。父ミルトンはヴィルヘルム・ライヒから学びメニンガー・クリニックで奨学金を得た精神分析家、妹は遺伝学も学んだ心理学者である。この二人（アリスの父と妹）は母の診断後すぐにＨＤ支援団体を立ち上げ、妹は１９８３年の遺伝マーカー発見チームにも深くコミットし、93年の病因遺伝子同定まで一気にことは進んだ。ちなみに、ＨＤを発症した母が生物学修士号取得者であり、ショウジョウバエの遺伝子解析でノーベル賞を受賞したトーマス・ハント・モーガンの下で働いていたことは、なんとも不思議なめぐり合わせである。つまり、同書は、第一に遺伝病と向き合うことになった家族の葛藤を、第二に新しい遺伝学の歴史を、第三には権利擁護団体を立ち上げ遺伝研究をも牽引する米国のアクティヴィズムを生々しく伝えている（表１）。それゆえ、「嘘と秘密」という本書におけるテーマを、さまざまな文脈から検討することを可能にしてくれる。なお、１８６４年生まれの津田梅子は2回目の留学時2歳若いモーガンの指導で蛙の発生研究をして日本人最初の英文科学論文を共著した。

表1　ウェクスラー家の動向（家族表記は全てアリスから見たもの）
（小森，2021）

	ミルトン父	レオノア母	アリス	ナンシー妹	ハンチントン病関連
以前	1908 出生	1914 出生			1872 ジョージ・ハンチントン論文
1920		29 祖父の葬式で祖父がHDだったと知る（女性は発症しないと誤解）			
1930	弁護士 36 結婚	コロンビアで生物学修士 36 結婚			
1940	精神分析家　メニンガー		42 出生	45 出生	
1950	50（妻の）祖父と伯父三人がHDだと知る。不倫	50 伯父三人の診断（48,44,43 歳）を知り、祖父のことを父と共有。この頃から性格変化、家庭内離婚	59 スタンフォード　歴史家		
1960	62 離婚 68 母がHDと知り娘二人に知らせる。CCHD カリフォルニア支部開設	62 離婚 68 診断（53 歳） 69 妹から診断を知らされる	68 父から母がHDと知らされる。	63 ハーバード、EH エリクソン、A フロイト心理学者 68 父から母がHDと知らされる	67 ウディ・ガスリー死去 68 HDと闘う委員会（CCHD）
1970	74 CCHD 脱退し遺伝病（研究）財団立ち上げ	78 没		79 “*genetic Russian Roulette*”	70 ハリウッドボールWG追悼コンサート
1980				80 マラカイボ湖研究（ベネズエラ） 83 マーカー発見	83 マーカー発見 86 アメリカハンチントン協会へ改組。出生前診断
1990～	2007 没		1995『ウェクスラー家の選択』（邦訳 2003）	1993 病因遺伝子同定	1993 病因遺伝子同定

1.1　何が秘密か？

『ウェクスラー家の選択』は母の描写から始まる。「母が自然を愛していた証として今残っているものは、ホーマー・D・ハウスの『野草』という黄色くて分厚い本と、ピーターソンの『西部野鳥観察ガイド』だけである」（36頁）（以下、頁数は訳書のものとする）。かつては覚えていた花や鳥の美しい名前を、「母はもう忘れてしまっていた」し、その前から、サンタモニカの療養所で「ゆっくり壊れていくところ」で、その後「そのまま療養所で亡くなった」。つまり、長女であるアリスが本書を書かなければ、母はその過去・現在・未来に集約されて、二冊の本が残るのみということになっていただろう。

母の人生物語りから、母方の家族の「あるミステリー」に話題が移る。祖父は謎の病気で亡くなったが、母は「自分の父親（アリスの祖父）について、ほとんど語らなかった」。「秘密」という言葉が同書で最初に登場するのはこのような文脈においてである。「この家族（母方の原家族）は、ハンチントン病を恥ずべき秘密だと考えていた」（41頁）。秘密とは何か、この遺伝病と向き合う中での葛藤という文脈から探って行こう。

この病を「恥ずべき秘密」と考えていたのは、母方の原家族、特に母である（なお、ここで混乱を防ぐため、「母」、「祖父」、「伯父」などは全て、断りを入れない限り、アリスから見た呼称とする）。それでは母が最初にHDという病名を知ったのはいつか。1891年に19歳でニューヨークに移民した祖父が「謎の病気」で亡くなったのは1929年頃だという。当時15歳の母は、その時、葬儀場でふと耳にした祖母の言葉を覚えていて、ハンチントン舞踏病というその言葉を、後で、図書館で調べ、それが「遺伝するものの、男性にしか症状は出ない」（実際にはHDは常染色体顕性遺伝で、性別に関係なく発症する）と突き止めたらしい。しかし、母がこの話をアリスにするのは、HDの診断後であった（41頁）。よって、祖父が亡くなってから母自身が診断されるまでの長い期間（約40年！）、母はアリスとナンシー姉妹に対して身内にHDがいることを「秘密」にしていたことになる。なぜか？「男性にしか症状は出ない」と（誤ってではあれ）考えていたので、娘に病気を遺伝させてしまったのではないかという恐怖よりもむしろ、その病を「恥ずべき」ものだと考えていたためと考えられる。父（夫）に対してはどうか？１９３６年の結婚の際、それは口にされなかった。母は、男性にしか発症しないHDに自分がなるはずはなく、ゆえに、何もフィアンセに言うべきことはないと処理していたのだろう。

一方、アリス自身がHDという言葉を初めて聞いたのは、１９６８年の夏、母がHDになったと父から告げられた時のことであったようだ。「ようだ」というのは、アリスはその時のことをよく覚えておらず（強いショックを受けたからであろう）、数年後に父に聞き直しているからである（83‐84頁）。アリスにとっては、母がHDになったと父から聞かされるまでは、「ゆっくりと壊れていく」母の姿を見て、一体母には何が起こっているのか理解できず、それは大きな「謎」であり続けた。ただし、この「謎」は後でみるように、母がHDであるとわかったからといって解けたわけではない。

では、父はどうだろう。父がHDのことを知った時期は、その発言が一貫しておらず正確には同定できないが、少なくとも次の事実は確認できるようだ。１９５０年（アリスは8歳）、ニューヨークの神経内科医から父母が受け取った手紙に「セービンきょうだい（母の三人の兄）は、舞踏症状、精神変化、家族性・遺伝性という特徴を持つ神経障害を持っている」と書かれていた。父はメニンガー・クリニックの同僚の医師に尋ねてＨＤという病名を知り、母の父がＨＤで亡くなったという事実を知った。これについて父母が話し合った際、「母は、この病気にかかるのは男性だけだと思い込んでいたので（父には）知らせなかった」と言い訳した。したがって、この時点で、父母は、母の家系にＨＤを発症した人がいることを知ったが、そのことを二人の娘であるアリスとナンシーに対して秘密にした（56‐58頁）。

１９６８年に母の病がＨＤであることが明らかになったとき、父は母に病名を伝えることをためらった。病気の治療法がない状態で診断を伝えることは、「死刑宣告」にも等しく、それだけでも告知をためらわせる理由になるが、さらに子どもに50％の確率で遺伝する可能性があるとわかれば、母は罪悪感を抱くことにもなり、二重の衝撃を与えることになる（96頁）。それで、父は、病名を秘密にし、「脱髄性疾患」で「遺伝はしない」という「嘘」を伝えることになった。しかし、その背後では、後述するように父の母に対する「罪悪感」が大きな役割を果たしていたように見える。

「家族の秘密」を時系列に沿って整理してみよう。１９２９年から１９５０年まで母は実家の謎について沈黙し、１９５０年から１９６８年まで父母は娘二人に対して、祖父がＨＤで死に、母方伯父三人がＨＤであるという秘密を維持すべく沈黙した。１９６８年からほぼ一年間、父と娘二人は、母に対して母の病気がＨＤではないと嘘を続けた。家族全員が真実を共有するのは１９６９年である。秘密はＨＤの家族歴と母の診断の二つである。ただし、一言で「秘密」といっても、その含意するところはさまざまであり、その背景にある感情も一様ではない。「死」と「遺伝の可能性」に対する恐怖だけではなく、アリスの母親にとっては「恥」が、父親にとっては「罪悪感」（後述）が大きな意味を持っていたようだ。「秘密」とは、「隠して知らせないこと」であるが、単に隠しているという事実だけを取り上げて議論をしても要領を得ないことになりかねない。

1.2　クライアントは何を、家族の誰に隠しているのか？

ウェクスラー家では、秘密が共有されるまでに40年かかったわけだが、それを三つの時代に分けると、それぞれに何かを隠す人がいて、基本的にその他の家族が隠される人になる。この間には誰もセラピーを受けることはなかったので、隠す人をクライアントと想定して、誰が誰に何を秘密にしてきたかをたどってみよう。

１-２-１　母の沈黙により維持された謎の時代（１９２９-１９５０）

母は、（母方の）祖父と曾祖父がＨＤで亡くなったことを、祖父が亡くなった時に知った。祖父の死は１９２９年と記されており（41頁）、母は15歳でＨＤという病名を聞き、自分の家系がＨＤに侵されていることを知ったことになる。しかし、この時、母は「遺伝するものの、男性にしか症状は出ない」と（誤って）思い込み、自分が発症する可能性も子どもに遺伝する可能性もないと思った。したがって、母は、血縁者にＨＤがいることは秘密にしたが、自分の発病の可能性や子どもに遺伝する可能性については、（秘密にしたというよりは）「否認」したと捉える方が適切であろう。否認とは無意識の防衛機制であるから、当人としては秘密にしているという意識はない。血縁にＨＤを発症した人がいることを母がアリスやナンシーに伝えたのは、妹のナンシーが母にＨＤであると知らせた後のことであった。

父が母と結婚したのは１９３６年（64頁）、父が28歳の頃である。結婚式の直前に母が体調を崩して式が二週間延期され、その際、父は祖母から、ドリアン・フェイゲンバウムという遠縁にあたる有名な精神分析家に連絡を取るよう言われた。「役に立つ情報」を教えてくれるからというのがその理由だが、結局何も情報を提供できないと断られ、そのままとなった。そのことを父はほぼ50年忘れていたという。役に立つ情報とは、おそらくＨＤのことであろう。母が父に対して秘密にしていた事実（ＨＤの家系であるということ）を祖母は父に伝えようとしていたのかもしれないとアリスは推測している。

当事者が遺伝についてズブの素人なら、これで終わる話だ。しかし、母は、１９３３年に遺伝研究でノーベル生理学・医学賞を獲得した研究者のラボで修士号を取得した女性である。ＨＤに関する遺伝学的知見は当時どの程度のものであったか。20世紀に入ってメンデル遺伝が再発見されると、ＨＤは常染色体顕性遺伝の例として暫定的に用いられたようだ。そして、ウィリアム・ベイトソンが、罹患した家族の家系図を用いて、ＨＤが常染色体顕性遺伝形式であることを立証する（Wexler, 2008）。そして、チャールズ・ダベンポートがエリザベス・マンシーに依頼して、ＨＤを持つ家族の実地調査をアメリカ東海岸で初めて行い、その家系図を作成する（Davenport and Muncey, 1916）。ダベンポートはこの情報をもとに、ＨＤの発症年齢や症状の範囲がさまざまであることを記録し、アメリカのＨＤのほとんどの症例は一握りの個人にまで遡ることができると主張した。この研究は1932年にP・R・ベッシーによってさらに展開され、1630年にイギリスを出発してボストンに向かった3人の兄弟がアメリカのHDの祖先であるという説を広めた（Vessie, 1932）。もう一度確認しておこう。アリスの父母が結婚したのは、1936年である。HDが常染色体顕性遺伝形式であるという知見は必ずや母の耳に入っていたであろう。そして、それがどういうことか正確に理解する知的能力を彼女は有していた。つまり、HDが常染色体顕性遺伝形式であり発症年齢は中年以降であるという知識は、結婚後に母自身が発病し、もしもそうなれば、彼女たちの子どもは二分の一の確率でHD遺伝子を受け継ぐという事実を知りえたということである。にもかかわらず彼女はそれを否認することができた。これは恐るべき事実だと思う。

1-2-2　父母の沈黙により維持された秘密と謎の時代（1950-1968）

さて、母の家系にHDがいることを父が知ったのは、すでに述べたように、1950年、アリスが8歳の時だった。繰り返しになるが、この時点で、父も母も、母の家系にHDの患者がいることは知っていたが、娘のアリスとナンシーに対してはそれを秘密にした。その時代性、HDの悲惨な予後、娘たちの年齢からすれば、了解可能ではある。一方、母の人格崩壊傾向は依然として謎のままである。

1-2-3　父と娘二人の嘘により維持された秘密の時代（1968-1969）

アリスと妹のナンシーがHDのことを知ったのは1968年、母の具合が悪くなってからのことである。

神経内科医が父に診断を伝え、父がアリス姉妹を呼び寄せて伝えた。アリスが26歳、ナンシーは23歳であった。しかし、この時点で母に対してはＨＤという診断は「秘密」にされ、神経内科医と父は「脱髄が起きているせいで、多発性硬化症のような症状が出ている。だからよろよろしたりつまずいたりする」と説明し、「病気は進行性だが、遺伝はしない」と伝えた（96頁）。いわば、「嘘」をついたのである。

母に告知された嘘の病名に対して、アリスとナンシーはとても居心地の悪さを感じるようになり、『アリスのレストラン』というウディ・ガスリー父子が登場する映画(註1)に母を誘った。そしてその後しばらく経ってからナンシーが母に「ママはハンチントン病なの」と伝えた。こうして、「ナンシーの勇気のおかげで、それ以上何の秘密もなかったし、装ったり嘘をついたりせずにハンチントン病について話し合うことができるようになった」（99頁）。ここに至ってようやく「秘密」は消失し、「嘘」は必要なくなった。

以上をまとめると、１９２９年、母方祖父が亡くなった時に、母はＨＤの家系であることを知ったが、男性だけが発症すると思い込んだ（否認）ので、自分は大丈夫だと信じた。そのあとも、身内にＨＤがい

(註1)　１９６９年公開のこの映画は、ＨＤを発症したウディ・ガスリーの息子でシンガー・ソングライターのアーロ・ガスリーの18分を超えるトーキングブルース「アリスのレストラン」（１９６７）を映画化したものである。アーロが自身の役で登場している。ベトナム反戦運動たけなわの時代、アーロは大学をドロップアウトして廃墟となった教会に住む友人アリスの所で過ごす。彼女は近くでレストランを営んでいる。終盤、アーロが不治の病の父を訪れるシーンがある。“Just a half a mile from the railroad track/ You can get anything you want, at Alice’s Restaurant”

ることは、父、そしてアリス姉妹に沈黙した。一方、父も遅くとも1950年には母の家系にHDがいることは知ったが、アリス姉妹には秘密にした。この時、父が母のHDの可能性をどのくらい高く考えたかは不詳である。1968年に母が医師にHDと診断されてからは、父はアリス姉妹にはHDのこと、それがアリス姉妹にもそれぞれ二分の一の確率で遺伝している可能性があることを伝えたが、母には「脱髄性の疾患」で「遺伝の心配はない」と伝えた。そしてその嘘に耐えられなくなった妹のナンシーが、おそらく1969年に母の病気がHDであることを母に伝えた。このように、ウェクスラー家の場合、誰か一人がその他に対して秘密を持つという単純な形ではないことがわかる。

1.3　秘密は家族内で共有されるべきなのか？

秘密は通常、ネガティヴにイメージされているため、支援者の多くは家族に秘密があれば家族に何か弊害がもたらされると考える。ゆえに、このような問いを立てた。本来、秘密は持つべきではなく、万が一秘密ができた際にはできる限り速やかに共有されるべきだとする前提が、世の中にもある。しかし、その一方で、友情の証として、などというように、守るべき秘密もある。では、ウェクスラー家の中で秘密はどのように扱われ、どのような波紋を呼んだのか。これによって、秘密の共有がどの程度求められるのかを考える。それは、1.2で示した時代ごとで大きく異なるはずだ。

1-3-1　母の沈黙により維持された謎の時代（1929-1950）

アリスの母は、ＨＤの診断を確定することが容易ではなかった時代を生きたため、本人にとっても家族にとっても母が「ゆっくりと壊れていく」という状況は「謎」であった。たとえ母の兄（アリスからすれば伯父）が三人とも奇妙な病い（奇妙なよろよろとした足取りや持続的なしかめっ面、不明瞭なしゃべり方）に侵されていたとしても、十分に否認が機能し、母としては「隠すつもりはなかった」。「母は、遠くニューヨークにいる伯父たちを、毎年訪ねていたにもかかわらず、ほとんどその話はしなかった」（61頁）という事実からは、「沈黙」がその対処法だったことになる（状況がわからず、黙っている）。ここでは、共有しようにも、その秘密自体が抽出されていない。母の否認と明確に結びつく弊害が生じない限り、この謎の解明という方向にも展開しないだろう。

1-3-2　父母の沈黙により維持された秘密と謎の時代（1950-1968）

父母が家系の「恥」をアリスとナンシーに話さなかったのは、親心と呼ばれる。その秘密を話すことのデメリットの方が大きいと考えた以上、そこには共有すべきだという感覚はない。ただし、それはその時点においてという条件付きである。アリスたちが事態を理解した時、真っ先に問うのは、なぜ親は自分たちにそのことをもっと早く知らせてくれなかったのかという反感である。これは、子どもが大人から一人前扱いされなかった、蚊帳の外に置かれた記憶として遡って残り続ける。

父母の秘密が複雑化するのは、１９６２年に母が父と離婚を決めたと伝えた後、父の同僚である精神分析家のマリリンが、同僚以上の関係だったと判明するからだ。アリスは、父とマリリンに憤りを感じ、「家族の秘密を発見したときの裏切られたような気持ち」（傍点引用者）も（当然のことながら）抱いた。ＨＤが父母の関係に大きな影を落とさなかったとは言い難いが、父母の沈黙、つまり二人の秘密が夫婦関係に影響したことを示す記述はない。つまり、この時代のどこかで秘密が共有されるべきなのは、家族の機能を改善するためというよりも、倫理的な様相が濃い。

さらに、１９６３年の夏、メキシコにいるアリス姉妹を訪ねる途中で母は暴漢に襲われ、レイプされたことまで記されている。これは通常であれば家族の秘密として公にすることはためらわれることであろうが、アリスはこの事実からも目を逸らさない。その5年後にＨＤと診断されるほど病状が悪化したことを思う時、その衝撃はＨＤの発症（ないし診断）を早めたとさえ思えてくる。これを秘密の弊害と捉えるかどうかはさまざまな意見があるだろうが、出来事を時系列に並べて眺めてみるなら両者を結びつけることはあながち恣意的とも言い切れないように思える。

一方、母の性格変化は診断の10年以上前から認められており、妹のナンシーは高校時代の思い出を以下のように語る。「友達の家に行ったとき、涙が出てきて絶望に震えたことがあった。私にはもうお母さんはいないんだ。お母さんはどこかへ行ってしまって、抜け殻が残されているだけ。私に必要なのはお父さんの声だけでなく、お父さんと『影』でもなくて、両親二人なのにって・・・泣けて仕方なかった」（69頁）。これらの事実は、秘密の弊害というより、謎の弊害である。

１-３-３　父と娘二人の嘘により維持された秘密の時代（１９６８-１９６９）

診断がなされた後はどうか。誰にもその理由がわからない時は「謎」であったものが、誰かがその理由、つまり診断を知り、知らされない者がいるという状況になると、それは明らかに「秘密」ができたことになる。神経内科医によって診断がなされた時、父は母に対して病名を伝えなかった。

母への率直な病名告知を父がためらったのは、遺伝の可能性のためであった。つまり、病気そのものの「死刑宣告」と同時に、子どもに対する50％の遺伝の可能性という二重の衝撃を与えるのではないかと、父は恐れていたのである。そのため、母に真実を伝える代わりに、父と神経内科医は母に対して、「脱髄が起きているせいで、多発性硬化症のような症状が出ている。だから、よろよろしたり、つまずいたりする」と説明した。さらに、「病気は進行性だが、遺伝はしない」と伝えた。それならば、娘たちは遺伝しないはずである。私は、母がそのような物語を信じるとは思えなかった。

（96頁）

額面通り受け取れば、父が母に病名告知をためらったのは「二重の衝撃」を与えないためであった。HDは遺伝する疾患であり、母が娘たちにHDを伝えてしまったかもしれないという罪悪感を抱かなくてもすむように気遣ってのことであったようにみえる。しかし、果たしてそれだけであろうか。

罪悪感を抱いていたのは父の方ではないか？　少なくとも18年前からHDの可能性があることに気づきながら、そのことについて話し合うこともなく、ただ病状が悪化しているのを見ることしかできなかった。

いや、見守ることさえできていなかったかもしれない。6年前に離婚したのだから。5年前に、母はメキシコで暴漢に襲われたが、それも乗り越えるべく、「遺伝学の研究室でボランティアを始め、顕微鏡のスライドを準備する手伝いをする毎日を送るようになった」(78頁)。HDが明らかになったのは、そんな矢先である。

父が母に対して「罪悪感」と一言ですますことができない複雑な感情を抱いていたことは容易に推測できるだろう。いずれにしても、病名告知をためらった背景には、単に母の気持ちを気遣っただけでなく、父の意識的、無意識的に複雑な感情があったということは言えるだろう（この複雑な感情は、後で述べるように、決してネガティヴとばかり言えない面もある）。

父は二人の娘には診断を伝えるが、母本人に対しては脱髄性疾患だと嘘をつく。その後、母に病名を伝えるのは次女である。そこで、母はようやく、祖父や伯父の病名を娘たちに対して秘密にしていたことを明かす。

注目すべきは、秘密の前後で異なる感情が動くことだ。それゆえ、診断だけが共有されればよいということにはならない。診断が明らかになった後も、アリスは、「初めて『そのこと』を知ったのはいつ?」「どうしてそのことがわかったの?」「ママは自分が発病するかもしれないことを知っていたの?」「ママが変わり始めたと気付いたのはいつ?」「病気のことを知ったときには、もう私たちはうまれていた?」と、何年経っても父を質問攻めにしている(36頁)。秘密が明かされれば謎は解けるというものではないところに難しさがある。

これと対照的なのが、同書の冒頭に述べられているエピソードである。アリス自身が６歳の時、自分の親指が太いことに気づき、泣きながら母に尋ねたところ、祖父のアブラハムも、二人の伯父も指が太かったこと、太い指に良いも悪いもなく、単なる違いでしかないと説明してもらい、「ある種の誇り」を感じるようになったという（36‐37頁）。「親指が太い」という謎は、母の謎解きで「誇り」に変わったのである。ここで解かれたのは、親指が太いことの物理的な理由ではなく、太い親指に対して抱いていた不安や恐怖であっただろう。

しかし、母を変えてしまった病気の謎は、診断が明らかになっても解けなかった。その背後には、患者である母と語り合いたいというアリスとその妹ナンシーの願いがあったからであろう。

　妹と私には共通の想いがあった。それは、母がすべての希望と絶望を告白してくれるような、人生をめちゃくちゃにしたこの病気の、彼女自身の歴史を語り尽くしてくれるような会話をしたいという想いである。・・・しかし、これまでも、そしてこれ以降も、母と私たちの間に本当の会話などなかった。

（119頁）

1.4　支援者は秘密を守るべきか、共有を目指すべきか？

ウェクスラー家の場合、上に見たように謎と秘密が錯綜していたため、セラピストが秘密の共有に関わるとしたら、1968年の時点であろう。このような場面に遭遇した時、ただ父の言葉を額面通り受け取るだけでは、事態はさらに紛糾することになりかねない。「病名を伝えないことは今後の家族関係にとってよくないですよ」、「病名を伝えた方がよいですよ」と説得にかかっても、父の思いはますます複雑になり、さまざまな抵抗を生み出すことになるだろう。精神分析家である父自身、このことはよくわかっていたはずである。秘密を守るのか、共有を目指すのか、簡単には結論が出せない。むしろ結論を出さずに話し合う中から生まれてくるものを大切にしていくというスタンスで会うことの方が大切になってくる。

とはいえ、その情報共有が家族全体で同時に行われなければ、後年、家族はその情報伝達の遅れについて葛藤を抱かざるを得なくなる。たとえば、著者である長女が父に対してそのＨＤ認識のタイミングについて直面化する情景が記されている。両親それぞれのＨＤ認識と子どもを作る決定をめぐる軋轢は厳しい。

母の病気は私たちみんなを変えてしまった。特に私の場合、歴史家となり、もしくはドストエフスキーばりの大審問官になったという意味で、大きく影響を受けている。そして、知ることと知らないことの問題、秘密と沈黙の問題が大きく課せられた。妹と私が家族について知っていると思ったことは突然方向転換して、もう一度、すべてのことは再検討し、解釈され直さなければならなかった。私たちが誰なのかということが突如として疑問の対象となり、すべてのことがこの病気を前提に再構成される必要があった。・・・ハンチントン病に対して足掻くということは、家族のなかの秘密に対する怒りや罪悪感を表現するための乗り物みたいになってきた。・・・私の疑問は、子どもを持つ前にハンチントン病を知っていたことが、恥知らずな行為なのかどうかということだった。「お前は無邪気に質問しているわけじゃないな」と父は言う。「子どもをそんな恐ろしい危険にさらすことの意思決定とか、よくそんな質問ができるな。私がそのリスクを知っていて子どもを作ったなんて、考えられるか？」当時ハンチントン病を知らなかったのだから、自分は無実なのだと言い張った。なぜ私が罪悪感を持たなくてはいけないのだ？　父はそう言った。私は父を責めているわけではなく、自分も子どもを欲しいと思っているから質問していたのだ。

（１２６-８頁）

これを読むと、遺伝性疾患の確定診断がついたならば共有は速やかに同時的に行われるべきだという気持ちにもなるが、ウェクスラー家の例に見るように、情報が共有されたからと言ってスムーズにいくとは限らないところに難しさがある。

後年、アリスは、父が娘達に遅ればせながら母の診断を知らせた午後になんと言ったのか尋ねたところ、こんな返事があったという。「『君たちのママが、進行性の神経変性疾患であるハンチントン病になった。この病気は狂気に至ることがあるし、命に関わるし、あなたも妹も二分の一の確率で病気を受け継いでいる可能性がある』と言ったんだよ。自分が何と答えたのか覚えていないの？『二分の一？　そんなに悪くないわね』だったかな。あなたはそうやって心にのし掛かった、とんでもない重荷を減らしていたんだろう」。それに対して長女は「でも、そんなこと本気で言ったんじゃない。私は死ぬのが怖かったから」。父は「そりゃそうだろうね」と答えた。「でも、ああ言ってくれたおかげで、あの時はかなりほっとしたよ」（83-84頁）。そんな父の意思決定を端的に示した文章も記述されている。「行動すること、悪魔と闘うことは生き抜くための唯一の希望だった。何か行動しているかぎり、希望を持ち続けることができた」（109頁）。

では、DNA診断の時代にもっとも重要なテーマとなる家族の遺伝性確認について、当人たちはなんと言っているのだろう。著者アリスの弁だ。

もし可能なら、私たちは自分の将来を知るだろうか？　ナンシーは、自分なら知りたいと言う。私はわからない。しかし、時に耐えがたいほどの緊張感をもたらす不安から、他にどうやって逃れることができたのだろう？　何をやっても、不安はついて回る。

（133頁）

これは、将来を知る手段のなかった時代の言葉だが、実際、1983年にマーカーが同定され検査が可能になった後も、それに尽力したウェクスラー家の娘達でさえまだ検査をためらっていたことが日記に記されている。1985年の家族会議の様子だ。娘二人は検査を受ける方向に傾いていた。一方、父は、検査はすべきではないとする自分の意見が重視されず激怒し、検査自体も確実性は95％であると知ってさらに怒る。それに対する妹のコメントである。

「マーカーが発見されてからというもの、自分たちのどちらか、あるいは両方がＨＤの遺伝子を持っているかもしれないということは、頭では理解していても、その可能性が感情的にしっかりわかるということはなかったかもしれない」。父がその可能性について話を持ち出したことは、ナンシーにとって「心の中で目が開く思いだった」らしい。「発病の可能性ってことを感情的なレベルでどうとらえるかという段階に達したということね。おかげで、私たちが何をするにしても、他の人たちにも、多大な影響を及ぼすことになるということがはっきりしてきたわけ」。

（３０４頁）

「心の中で目が開く思い」がしたナンシーとは対照的に、アリスは、このように自分たちが面と向かって立ち向かおうとしなかった可能性を父が突きつけたとは納得しなかった。しかし、後日、父の楽観的な意見が逆転したことで自らの検査への強い抵抗感に気づいたことは認めている。いずれにせよ、家族会議に紛糾はつきもののようだ。

1.5　支援者は守秘義務を遵守しつつ、どのように秘密に対処するのか？

遺伝性疾患の結果を子ども達なりきょうだい親族なりに話したくないというクライアントを前に、セラピストは、私も同席するので共有の場を持ちませんかと提案することができる。医学知識の乏しい一般の人々にとって、医療者の介在は頼もしい味方に違いない。ウェクスラー家の場合、誰もが遺伝学の知識を持っているから遺伝学の情報伝達は必要なかった。しかし、心理的葛藤のある中での情報共有は誰にとっても困難なものである。そこに第三者が介在すれば、多少なりとも事は容易になろう。

要は、秘密を共有しないことが、その後の家族に好ましからぬ影響をどのくらいもたらすのかということである。アリスは、診断共有の五年後にセラピーを受けている。

混乱とうつのもつれをほどくため、私はサンフランシスコでセラピーを受けようと決めた。「この悪魔と闘う」という父の強い決断によって、確かに私は救われていた。だが、当初は「私も禁欲的で英雄のようにならなければならない」かのように、あるいは「悲しみという感情は、家族の中で開示されたハンチントン病だという事実にふさわしい反応であるよりも、闘うべき対象である」かのように、思い込んでいた。長い間、私は父や、学位論文の研究対象をハンチントン病にしている妹のように、活動的になれない自分を恥ずかしく思っていた。・・・私のセラピストは、うつ状態が哀悼の気持ちに変わるように助けてくれた。「セラピストは、落ち込みの原因『だった』ことについて自覚するべきだと言っていた。私が35歳になること、発病することへの恐れ、35歳から40歳の間に発病しやすいということなどは、確かに原因の説明になりえただろう」。ゆっくりと、非常にゆっくりと、私は自分でうつを解決できるのではないかと感じ始めた。「私という存在、私の本質は、うつなんかじゃない」。

（122頁）

混乱とうつのもつれをほどく中で浮上したのが、アリスは「悪魔と闘うナラティヴ」において父や妹にはるかに遅れをとっていて英雄になるどころか悲しみのコントロールさえできないという彼女のストーリーである。治療においてうつが哀悼（mourning＝喪）に置き換えられ、原因がそこに求められる。下手をすると、時間が解決してゆくという認識、換言すれば自然治癒が期待され、それではなかなかに難しい。問題は、末尾に示唆される内在化への抵抗、つまり外在化「私はうつではない、うつはうつである」へと十分に展開するか否かである。結局、アリスは妹との長電話で救われていったようだが、そこで秘密についてどのように語られたかは不詳である。

一方、妹は後年、過酷な二重生活により、落ち込んだり、疲れ切ったり、眠気に襲われるようになったため、教育分析を受け始めた。セラピストとしての訓練と自身のうつ病のためである。これまた十分な効果は得られなかったというが（１７２頁）、そこでの秘密の扱いもまた不明である。

ところで、『ウェクスラー家の選択』の後半では主に、ハンチントン病の遺伝子異常が解明されていくプロセスで父とナンシーが果たした役割が詳しく述べられている（途中からアリス自身も加わっている）。父は遺伝学を学び、ＨＤの解明のための基礎研究の必要性を痛感して、基礎研究を行う科学者に声をかけて研究グループを組織する。その当時、すでに「ハンチントン病と闘う委員会（ＣＣＨＤ）」とハンチントン舞踏病財団という二つの団体が非科学者たちによってできていた。前者はＨＤで亡くなったアメリカのフォーク歌手、ウディ・ガスリーの元妻、マージョリー・ガスリーが立ち上げ、患者の家族たちを組織して政治的な働きかけを目指し、後者は基礎研究への財政的支援を目指していた。

父はマージョリーと連絡をとってＣＣＨＤのカリフォルニア支部を立ち上げる。そしてＨＤの基礎研究を進めるべくワークショップを企画し、父と妹のナンシーが中心になって基礎研究者のネットワークを作り上げていく。後にＣＣＨＤから独立して「遺伝病研究財団」を設立し、すぐ後に「遺伝病財団」へと名称を変更して今日に至っている。単に研究費の援助を行う財団ではなく、積極的に基礎研究のオーガナイズに関わり、遺伝子異常を突き止める上で大きな役割を果たした。「実際、これほどたくさんの異なる研究室から、研究材料を進んで共有し、具体的な共通の目標に向かって研究を進めた例を生物学の分野で探すのは難しい」（３３６頁）と言わしめるほどであった。共同研究には意見の違い、葛藤、対立などはつきもので、危機的な状況も何度もあった。それを乗り越えていった中心にはウェクスラー父娘がいた。

先に父の感情が非常に複雑なものであったことに触れた。母に対しても、アリス姉妹に対しても、そして自分自身に対しても、複雑極まりない思いを抱いていたことだろう。一方、ＨＤの基礎研究においては、奇跡のコラボレーションを実現する中心にウェクスラー父娘がいたことを思う時、ＨＤの秘密に対する「複雑極まりない思い」が基礎研究推進の原動力となったと見ることも可能である。（註２）

広い観点から見てさまざまな事柄が視野に入ってくればくるほど、秘密を守るのか、共有するのか、簡単には答えられないということになるのかもしれない。

（註２）本書執筆時の２０２１年11月現在、アリスとナンシーは共に存命中である。アリス、79歳、ナンシー、76歳である。二人は遺伝学的検査を受けたのか、ＨＤを発症したのか？　２０２０年3月10日の The New York Times にナンシーへのインタビューが掲載されている（Denise Grady. Haunted by Gene. The New York Times, March 10, 2020. / Denise Grady. A Second Interview with Dr. Nancy Wexler, 30 Years later. The New York Times, March 10, 2020.）。デニス（１９９８年以後同紙の記者）は30年以上前、つまりマーカー発見後、遺伝子発見前のインタビューを

想起して、彼女は、部屋の中で自分が最も賢く、最も面白い人間であると感じさせてくれる稀有な人だと紹介する（20年間、彼女はチームを率いて毎年ベネズエラに渡り、最終的に４、０００人分の血液サンプルを採取した。１８、０００人以上の家系図の中から、10世代にわたって病気の経過をたどった）。デニスは数年前、ビデオでナンシーの身振りを観て、彼女は発症したのだと思う。インターネット上には、数々の賞を受賞した彼女の情報が溢れていたが、彼女自身の健康については一言も書かれていなかった。そして、今回、５時間のインタビューが実現する。彼女は自分のことを話したがらなかった。それよりも、自分の研究とベネズエラ人のことを説明し、遺伝子発見のための努力に参加してくれたベネズエラ人に感謝の気持ちを伝えたがった。彼女は彼らのことが心配で、自分が提供した情報に基づいて薬が開発された場合、彼らが治療を受けられるかどうかを心配していた。ナンシーは何年も前からハンチントン病ではないかと考えていたが、神経内科医による診断結果が確定したのは、ごく最近である。彼女は結局、自分の研究成果である遺伝学的検査を受けることはなかった。姉と同じく子どもを作らないことに決めたが、今でもそれを後悔しているという。ナンシーはベネズエラ人たちに向けて、こう言った。「私たちはＤＮＡを共有しています。彼らは私の家族の一員です。彼らはとんでもない汚名を着せられています。それが、私がカミングアウトを決意した理由の一部です。私自身のこととなると、未だに涙なしには語れません」。このカミングアウトは２０２０年春に放映されるケン・バーンズとバラク・グッドマンが製作した新しいドキュメンタリー映画「The Gene」出演にもつながった。追加撮影されたフィルムには、彼女がロシュ社が開発中の実験薬を製造する施設を熱心に見学している様子が映っているが、これはドキュメンタリーの一部ではない。彼女が主導した研究により、この薬の開発は可能になったものの、高齢のため、彼女にはその薬の臨床試験参加資格はない。結果が出るのは２０２２年。映画の中では、研究者が彼女に薬瓶を見せる。彼女はその小瓶にキスして、研究者を抱きしめる。そして、「これが私の病気なのよ。あなたはそれを治しているのよ！」と言う。最後のアドバイスは以下の通り。「できる限り人生を楽しみなさい。喜びを与えてくれるものを見つけ、それに向かうこと。それに拉致されないように」

＊　＊　＊

本書執筆のきっかけとなった拙稿を書き上げた翌日は、認知症の50代女性の3カ月に一度のフォローアップの日だった。いつも夫が同席し30分ほどお喋りをして帰って行かれる。彼女は7、8年前、乳がん術後にガレージで車をぶつけ、それ以来、車での外出を拒否し、自宅に引きこもりがちとなった。それが形成外科医からの紹介理由である。適応障害の診断にて2年ほど外来治療を続けたが目立った成果はなく、ある日、夫が共に来院され、家事があまりにできなくなっているから認知症専門機関への紹介をお願いしたいと言う。紹介先の神経内科では頭部MRIを撮り、認知症は否定された。ところが、夫は、もっと詳しい検査をしてほしいと譲らなかった。神経内科医は、渋々脳血流SPECTを行うと、認知症と診断せざるを得なかった。本人が病名を受け入れるのに3、4年はかかっただろうか、そうこうするうちに独りでは通院できなくなり、夫と外来通院するようになった。そして、この日初めて彼女は車椅子で入室した。彼女はもう私のことを認識できなかった。あまりに急激な進行に驚き、夫と話していると、「そういえば妻の母はハンチンなんとかという病気を疑われたことがあったそうですよ」。驚愕。至急、本院での遺伝的検査の実施可能性を探るが、検査業者のライセンスの関係ですぐには対応できないという。主治医から関連病院への紹介をお願いした。患者は一人娘で、夫婦に子どもはいない。しかし、彼女の母にきょうだいはいて、患者にはいとこも甥も姪もいる。さて。

第2章

遺伝性腫瘍と嘘と秘密

本章では遺伝性腫瘍を取り上げるが、「序奏」で提示した５つの問いについて論を進める前に、ここで遺伝学についての基本事項を確認しておきたい。遺伝子の異常が必ずしも遺伝するわけではない、と言われてピンとくれば、本節は読み飛ばしていただいてもよいが、遺伝と遺伝子の異常とはしばしば混同されるため、ここで整理をしておきたい。

「遺伝学」と訳された genetics なる用語は、メンデルの論文を英訳して広く英語圏に知らしめたウィリアム・ベイトソン（ダブル・バインド理論で知られる人類学者グレゴリー・ベイトソンの父）によって１９０５年に提唱された。遺伝学には、親から子どもというように上から下に垂直に情報が移っていく遺伝継承（heredity）の側面と、横に広がりを持つ多様性（variation）の側面という二つの側面があるが、本邦では前者だけを指しているかのように受け取られてきた。多くのがんは後天的に遺伝子に変化が起きたことにより生じる病気であり、親から子どもへと病気そのものが受け継がれるものではない。しかし、ごく一部には先天的な遺伝子の変化により生じた「体質」を背景に発病するがんが存在する。そして、本章で取り上げるのは、そのようながん、つまり、遺伝性腫瘍である。

これらのことを細胞レベルで言い直すと、発がんの原因となる遺伝子の変化（variant）には、生まれながらにして受精卵の時点ですでに遺伝子に変化がある生殖細胞系列変異（germline variant）と、多くのがんで見られるように出生後、体の一部の遺伝子にのみ変化が起きた体細胞変異（somatic variant）の二種類がある、ということになる。できたがんの性質に寄与するのは主に体細胞変異であり、今日、がんの個別化治療が注目され、免疫チェックポイント阻害剤など明らかな延命効果が認められる、などという場合も、主にこの体細胞変異によるがんの個性に着目したものである。一方、がんの5から10％を占めるとされる遺伝性腫瘍は生殖細胞系列変異を原因としており、子どもにも遺伝する可能性がある。

遺伝性腫瘍は、遺伝学的検査によって確定診断できるものもあるが、遺伝子の変化（異常）そのものを治すことはできな

表2　ハンチントン病 vs. 遺伝性腫瘍（小森，2021を改変）

	ハンチントン病	遺伝性腫瘍
遺伝継承	単一遺伝子疾患	単一遺伝子疾患と多因子疾患
発症率	100％	さまざま
治療	なし	一部の遺伝性腫瘍を対象とした予防としての臓器摘出、頻回検診による早期発見・早期治療
遺伝子診断	1993年以降（マーカによる出生前診断は1986年から）	可能
その他	診断の何年も前から性格変化など精神症状が出現する。発症年齢は35-40歳に多いが、2歳から80歳まで幅がある	

い。遺伝性腫瘍におけるがんのリスクが高い臓器へのアプローチとしては、頻回検診による早期発見・早期治療と一部の遺伝性腫瘍で認められている発がん前の乳房や卵巣を予防的に切除するリスク低減手術である。

以上より、遺伝性腫瘍の方が、『ウェクスラー家の選択』で論じられているＨＤとの比較参照に適していることはおわかりだろう。厳密に言えば、遺伝継承に関してＨＤは、単一遺伝子病で発症率（浸透率ともいう）が１００％であるが、遺伝性腫瘍は対象となる症候群や遺伝子によって発症率がさまざまである。そのため本人・家族に及ぼす影響も自ずと異なってくるだろう（表2）。とはいえ、重なる部分も多いので、その心理社会的側面を考える上での有益性は期待できそうだ。

2.1　遺伝性腫瘍

２‐１‐１　何が秘密か？

遺伝性腫瘍の場合、「秘密」と言えば、自分のがんが遺伝性のものか否か疑うところから始まる。ただ、秘密とは「隠して人に知らせないこと」である以上、それはこの時点ではまだ秘密ではなく「謎」である。たとえば、あなたが、自分の家系には、なぜこんなにがん患者が多いのだろうと考えたとしよう。あるいは、なぜ自分はいくつもがんができたのかと不思議に思ったとしよう。遺伝学的検査を受けるか否かは、俗に言う「がん家系」という言葉によって、後押しされることもあれば却下されることもあるだろう。本節の問いに戻るなら、秘密が問題となる前の謎に対応することが求められているわけだ。

そこで、あなたが謎を解明したいと思えば、現在では、遺伝性疾患を専門とする外来を受診することになる。診断が確定すれば、原因となっている生殖細胞系列での遺伝子異常そのものに対する治療はできないものの、将来生じてくるおそれのあるがんに対しては、検診方法の見直しによって、早期発見・早期治療に結びつく可能性があるというメリットが生じる。一方、家族にも同じ体質を持つ人が存在する可能性が出てくるので、あなた一人の問題ではすまなくなる。遺伝カウンセリングによって正しい知識を十分に得た上で、家族にとって適切な時期に適切な人に遺伝学的検査を実施するかどうか検討したり情報を共有したりする必要が出てくる。このため、遺伝性腫瘍の診断には、遺伝カウンセリングが重要なのである。

ちなみに、遺伝性腫瘍症候群を調べる遺伝学的検査は多くの場合、保険適応ではなく、自費診療で実施される（検査設備の整った施設では検査費用を大幅に軽減できる場合もあるようだが）。

最近では、このようなルートとは別に遺伝性腫瘍が明らかになる場合も増えている。これが「がんゲノム医療」における「がん遺伝子パネル検査」によるルートである。（註1）国立がん研究センターの「がん情報サービス」のウェブサイトでは「がんゲノム医療」と「がん遺伝子検査」は分けて説明すると記載されており、さらに「一部のがんの治療では、すでに標準治療として、がんの組織などを用いて一つまたはいくつ

（註1）「ゲノム医療」とは、「がん対策推進基本計画（第3期）」の定義では、個人の「ゲノム情報」（ゲノムとは遺伝情報の全体を指す言葉）をはじめとした各種オミックス検査情報（オミックスとは生体を構成しているさまざまな分子を網羅的に調べていく方法）をもとにして、その人の体質や病状に適した「医療」を行うこととされており、がん遺伝子パネル検査は「がん関連遺伝子」の変異を一度に調べる検査である。

かの遺伝子を調べる〈がん遺伝子検査〉を行い、遺伝子の変化に対応した薬が使われています。一つまたはいくつかの遺伝子を調べる〈がん遺伝子検査〉はがんゲノム医療に含まれません」と記載がある。ここまでくると、がんを専門とする医療者でも、頭の中が幾分混乱する。

これを理解するには、先の「生殖細胞系列変異」と「体細胞変異」という軸を入れるとわかりやすい。遺伝性腫瘍は前者（「生殖細胞系列変異」）によるので遺伝する可能性がある。そのための検査は専門の施設で遺伝カウンセリングを受けて実施される。これに対して、多くのがんは後者（「体細胞変異」）によるので、ほとんどが遺伝しない。がん組織遺伝子の変化を調べ、それをもとにした医療を行おうとするのが「ゲノム医療」で、一度にまとめて検査を行うことになる。これが「がん遺伝子パネル検査」であると、とりあえず理解されたい。なお、遺伝性腫瘍のための遺伝学的検査は、多くが保険適応になっておらず、自費で受けることになるが、「がん遺伝子パネル検査」は「標準治療がない、または局所進行か転移が認められ標準治療が終了となった患者」には保険適応となっている。

ただし、「とりあえず」と述べたように、それほどクリアカットにいかないので、話が複雑になる。つまり、「がん遺伝子パネル検査」を行う場合でも、数％の確率で、遺伝継承に関わる情報、つまり前者の変異（「生殖細胞系列変異」）が明らかになる場合がある。がんの組織で調べる遺伝子検査をきっかけに遺伝性腫瘍が診断された場合には、先の「遺伝性腫瘍」と同じように血縁者にも波及する。そこで、「がん遺伝子パネル検査」を受ける場合、あらかじめ、その可能性についても言及し、対象となる遺伝子の変化が認められた場合に備えておく必要があるのである。

2-1-2　クライアントは何を、家族の誰に隠しているのか?

この問いは、謎が秘密になる前に回答されるべきものである。もしもあなたが遺伝性腫瘍を疑ったなら(それが自ら疑ったのであれ、医療者からの説明によって思い当たったのであれ)、まず、誰と一緒に遺伝カウンセリングを受けるか決めなければならない。そして、そこでは、その診断結果を子ども達やきょうだいなどの血縁者、つまりその遺伝性腫瘍の体質をもつリスクのある人々の中で誰と共有したらよいのか共有したいのかを想像することになる。さまざまな思いが交錯し、「余計なことをしてくれたな」と凄む兄の顔が浮かぶかもしれない。あなたが変異を持っていれば当然、きょうだいにもその体質が遺伝している可能性が考えられるからだ。つまり、火の粉が降りかかって来たとも思われるわけだ。担当の遺伝カウンセラーは家族・血縁者との情報共有を提案するだろう。そもそも、そのための検査なのだから。

2-1-3　秘密は家族内で共有されるべきなのか?

最初から遺伝性腫瘍を疑って検査を行う場合、この問いも、前項で見てきたように、謎が秘密になる前に回答されるべきものである。言い換えれば、遺伝学的検査は、謎を解明する準備ができたときに限って、つまり(それを家族・親族に秘密にするか否かにかかわらず)秘密事項を取得する用意ができたときに限って、実施されるべきものとされているのである。

それでは、多くが遺伝しないとされている、通常のがんで「がん遺伝子パネル検査」を受ける場合はどうだろうか。あなたが進取の気性に富む人であり、自ら「ゲノム医療」を希望され、「がん遺伝子パネル検査」を受けようと考えたとする。あなたは遺伝のことまで考えていないだろうから、検査の前には数％の遺伝に関わる変異が明らかになる可能性を説明され、その後の結果で、もし遺伝性が確定したらどうするかも決めた上で、ようやく「がん遺伝子パネル検査」を受けられる、と説明を受ければ、戸惑いも出てくるだろう。とはいえ、あなた自身がパネル検査を希望される場合は、自身の希望が原動力となっているので、遺伝の問題にも積極的に取り組まれ、決断をしていかれることと思いたい。

しかし、「がん遺伝子パネル検査」を勧められる多くの患者は、このような心理状態とは程遠い。というのも、「がん遺伝子パネル検査」の保険適応が「標準治療がない、または局所進行か転移が認められ標準治療が終了となった患者」となっているからである。

標準治療がない希少がんは、治療そのものが確立していないので、患者としては不安であろう。圧倒的多数を占めるのは、「局所での進行」もしくは「転移」が認められ、標準治療が終了している患者であり、有り体にいえば、治療が難しくなり、藁にも縋りたい思いの中で「がん遺伝子パネル検査」が提案されることになる。

しかし、がん遺伝子パネル検査で治療に結びつく結果が見つかる可能性は10％程度とされている。検査は完了までに2カ月ほどかかり、仮にそのような結果が見つかった場合でも、その治療とは「治験」といわれる新薬の開発に参加することが主となり、保険適応のある薬で治療ができる可能性は少ない。さらに、「治験」が行える施設は限られており、「治験」に参加できることが保証されているわけでもない。治療に到達するには、非常に高いハードルをいくつも乗り越えなければならないのである。

このようなことを説明された上に、さらに、5％程度は、遺伝に関わる変異が見つかる可能性もあり、もしそれが見つかった時には、家族にも同じ体質の人がいる可能性があるので検査結果をどのように伝えるのか、伝えないのかといったことも考える必要がある、と説明を受ける。がんが再発して治療も難しくなってきた状況の中で、これらのことを理解し、さらに遺伝のことまで考えなければならないとしたら、どうであろう。がんゲノム医療の登場により、がん医療は複雑さを一段と増すことになり、患者家族にもより一層の負担を強いることになったのではないだろうか。

しかし、確率は低いとはいえ治療法が見つかる可能性があるのだから、転移が進み標準治療ができなくなってきた状況で、医療者は、条件が適合する限り、「がん遺伝子パネル検査」について、一度は説明しなければならない時代になってきたのである。また遺伝性腫瘍についても見落としがないように、若年性がん、重複がん（ダブルキャンサー）、特定のがんなどのリスクはあらかじめチェックされるようになった。いずれにおいても、実際に検査が実施される前に、問2と問3が先取りされて回答されなければ、検査には進めない。患者側からすると、ウェクスラー家の娘たちが示したような、遺伝学的検査に対する躊躇があるのは当然だし（1.4参照）、また、検査を受けることで、その結果の影響を受ける人たちへの配慮が必要とされるので、ことはそう単純にはいかない。こういったことを、病状が厳しくなっていく中で考えなくてはならないのだから、患者家族の心理的な負担は相当なものであろうと推察される。

2-1-4　支援者は秘密を守るべきか、共有を目指すべきか？

遺伝性腫瘍の場合、確定診断がついたならば共有は速やかに同時的に行われるべきだと思われる。根本的な治療法はないとはいえ、頻回検診により早期発見・早期治療は可能であるし、遺伝性腫瘍によっては予防手術も可能である。海外なら着床前診断もできる。

たとえば、消化器内科医から焦燥感を主訴に紹介された膵臓がんの60代男性。余命一年と言われていたが、タイミングよく新薬のおかげで命を長らえてきた。アカシジアと診断し薬物療法で落ち着くと、今度は白内障手術延期による視力低下が苦になるという。新聞も読めないようじゃ、何のための人生でしょうか。何が読みたいかと問うと、詩が読みたいと言われる。そこで、こんな時期の患者さんにも楽しめそうな詩をいくつか見繕って、コピーしてホチキスで止めて渡した。彼は遺伝性腫瘍を疑われてもいたが、これまでの医学のサクセスストーリーを信じ、次世代へのためのさらなる挑戦を厭わなかった。

検査結果は病的バリアント（陽性）が認められ、遺伝性腫瘍が確定診断された。新型コロナ下で、三人の子どもたちへの結果の伝達はＺｏｏｍで行われた。三人とも既婚である。長女には子どもがおらずそろそろ不妊症外来の受診を考えていた。次女には子どもが二人いて、長男は結婚したばかりだった。実に賢明なる対応として、患者夫婦は、そのＺｏｏｍには子ども達に夫婦で参加するよう指示した。患者は言う。「もちろん、その場で、子どもたち夫婦に何か言えるわけでもないことくらいはわかっています。それでも、僕らの口から直接、同時にこのことを伝えたかったのです」。検査結果を共有し、子ども達家族全員がすぐに最寄りの医療機関に遺伝学的検査を申し込んだ。ここでの問題は、遺伝性疾患の発症前診断がその後の医学的管理など自分にとって意味があると考えられるか否か、それが診断の共有の幅を左右しかねないことだ。そこに意味がなければ、余計なお世話ではた迷惑以外の何物でもない。患者がそこでどう考えるかを十分に知った上で、秘密を守るか、それでも共有を勧めるのかが決まっていく。この例のように医療の成果を信じることができる家族ばかりではないのが現実なので、多方面にわたる配慮が必要になる。

2-1-5　支援者は守秘義務を遵守しつつ、どのように秘密に対処するのか？

遺伝学的検査の結果を子ども達やきょうだいなどの血縁者に話したくないというクライアントを前に、セラピストは、私も同席するので共有の場を持ちませんかと提案することができる。医学知識の乏しい一般の人々にとって、医療者の介在は頼もしいことに違いない。それでも秘密にしたいクライアントとは、オンデマンドという形で門戸を開けておくことになろうか。時間的余裕があるか否かは、それこそ時の運だが。

なお、これまでは遺伝学的検査を行う前提で論述してきたが、「被検者には、自らの遺伝情報（genetic information）を発症前遺伝学的検査を通じて「知る」権利だけではなく、「知らないでいる」、あるいは第三者から「知らされないでいる」という権利」もある（李・武藤、2018）。これは「知らないでいる権利」と呼ばれ、「遺伝学的検査に関するガイドライン」（遺伝医学関連学会、2003）にも明記されていることも付言しておく。

2.2　家族性大腸ポリポーシス（註2）の事例（註3）

２-２-１　はじまり

船井さん（仮名）は、不安、焦燥感、不眠を主訴に私の心療内科の外来に紹介されてきた。がんに対する標準治療という考え方は浸透しておらず、病名告知がようやく一般的になり始めた時代の話だ。

９年前、船井さんは41歳の時に健診で異常を指摘された。精査の結果、家族性大腸ポリポーシスと診断され、６月に大腸全摘術を受けたが、直腸を2センチメートルだけ残して吻合された。がんを発症するリ

（註2）家族性大腸ポリポーシス（Familial Adenomatous Polyposis; FAP）は、大腸にポリープが多発（１００個以上のことが多い）することを特徴とする常染色体顕性遺伝形式の遺伝性腫瘍症候群で、自然経過をみるとほぼ１００％の症例に大腸がんが発生する（多発したポリープががん化する）と言われている。若い年齢で大腸がんになるのが特徴で、10～20歳でポリープが出来始め、20代半ばで約10％、40歳で約50％、60歳で90％の方が大腸がんを発症するとされている。治療としては、大腸がんを発症する前に大腸を切除する（大腸全摘）ことが推奨されている。常染色体顕性遺伝という遺伝形式や、徐々にがんを発病するという時間経過、原因となる遺伝子異常を持つ者の発病率がほぼ１００％である点など、ＨＤとの共通点は多い。

（註3）事例に基づく考察は、個別例から普遍的知見を導き出すことを目的としてはいない点を留意されたい。事例には「パラダイム」としての機能、つまり「その固有の単独性を提示することで、新しい全体を理解可能にする」（Agamben, 2008/2011）という機能がある。したがって、以下の考察を通して、ある種の「新しい全体」が見えるようになればそれでよしとしたい。事例研究は「個から普遍へ」と進むものではなく「個別から個別へと進む」ものだからである。

スクは、繰り返し十分に説明されたものの、人工肛門を作りたくないとの強い希望で、定期的な検査を条件に、直腸が残された。以後、半年に一度大腸内視鏡検査を受けていた。

一年前の11月の検査で、直腸に粘膜下腫瘍を認め、精査したところ、吻合部の折り返しのところにがんが発生していることが明らかになり、さらに検査を進めた結果、肝転移が多発していることも明らかになった。直腸の病巣には放射線治療（50グレイ）を行いつつ、肝転移に対しては化学療法が開始されたが、効果が不十分で、肝転移のほうは増大傾向であった。肝転移に対しては動注化学療法の方針となり、2月に入院し、動注化学療法のためのリザーバー留置が行われた。しかしながら、不安、焦燥感が強く、2月24日、外科から紹介となった。

カルテから入手できた家族情報は以下の通り。妻は48歳。子どもは24歳と21歳の息子の二人。長男は近くで建築関係の仕事をしており、次男は県外で物流関係の仕事をしていたが、今回の病気を期に自宅に呼び寄せたとのこと。自宅近くで仕事をするように話しているという。本人の父親は筋萎縮性側索硬化症で13年前に死去した。発病後は急速に病状が進み、一年ほどで亡くなった。実母は20年ほど前にがんで死去したとのことだが、詳細は不明であった（船井さんが2歳の時に両親が離婚し、父親に引き取られたので、その後はほとんど行き来がなかった）。父の再婚相手の義母はつい最近亡くなったところで、3歳下の妹は異母妹であった。本人の既往歴は22歳の時に虫垂炎で手術、23歳の時に胃潰瘍で胃を2／3切除したという。

初診時は、挨拶する間も無く、立ったまま一気呵成に語られた。ここで私から名前を名乗り、「挨拶をする前に話し始められたのでそのままお話しをうかがわせていただきました。ご挨拶が遅くなりすみません」というと、「ああ、ちゃんと話すようにと外科の先生に言われていたので」と照れ笑い。着席を促し、家族のこと、仕事のことなどを伺い、ここでは時間を決めて話を聞くようにしていますが、しばらく通ってみますか、と尋ねたところ、「ぜひお願いします」と。印象として、こちらから挨拶をする前に話し始めるなど、慌てたところがあるので、落ち着いて、ゆっくりといきましょうと話す。夜間の睡眠の確保を目的として、ミアンセリンのみ処方。少し眠気が出てくるかもしれないが、ぐっすりと寝てくださいと説明し初回は終了した。カテーテルの留置は無事終了してすぐに退院される予定とのことで、外来で週に１回のペースで話を伺うことにした。

その後、計４回の私との面接では、もっぱらがんに対する恐怖がテーマとなり、なんとか「気持ちが落ち着く」ところまで戻られて終了となった。ＦＡＰにまつわる、遺伝や家族のことについてはほとんど語られなかったし、当時の私にはそういった側面がほとんど見えていなかった。『ウェクスラー家の選択』を読んだ今、船井さんの診察をするのであれば、ただ不安に対処するだけでなく、病気をめぐって妻や子どもさんとどういう話し合いをされたのかについても目を配りながら話を聞くだろう（デリケートな問題なので、問題を複雑にしないように、機械的に尋ねるようなことは避けるだろうが、少なくとも頭の片隅には置きながら話を聞くだろう）。

現在、多くのがんで遺伝子検査がなされるようになってきているが、第１章で述べたような（遺伝子ではなく）「遺伝」にまつわる問題は別物と考えておく方がよい。「遺伝」にまつわる問題は、問題の性質上、目の前の患者だけに対応するだけではすまないからである。がん医療は、遺伝子と遺伝をめぐって桁違いの複雑さと取り組まざるを得ない、新たな時代に突入している。

2-2-2　もうひとつのはじまり

数カ月後、抗がん剤治療のための入院中に、臨床心理の実習で病棟を訪れていた大学院生に、船井さんは自らの話をした。

「私は2歳の時に両親が離婚し、父親に引き取られました。翌年、父親は再婚し、継母との間に妹が生まれました。継母は自分の思いは必ず通す人、父は気が弱い人でした。小さい頃は特に問題もなかったのですが、小学校に入って継母より実の子どもではないことを告げられてからは、継母とはうまくいかなくなり、家庭内に居場所がないと感じるようになりました。家出を繰り返して、非行にも走りました。中卒で就職しましたが、仕事の関係でほとんど海外生活となり、給与は全て継母に管理され、たまに帰国した際は、さらにアルバイトをして遣り繰りすることすらありました。

私が変わったのは、現在の妻と出会ってからです。前から、結婚後は真面目に生きる、家族を大切にすると決めていたので、結婚を機に、それまでの知人とは一切縁を切り、好きだった仕事も辞めて、家から通える仕事に転職し、妻の実家で同居を始めました。妻の両親と性格が合わず、その鬱憤から妻に手を挙げたこともありましたが、妻の両親と別々に暮らすようになってからは、そのようなこともなくなり、男の子を授かりました。子どもについては、すごく嬉しかった。子どもは多い方がいいし、男の子がいい。女の子は心配だから、息子の誕生は心から喜びました。息子が自分のようにならないようにと養育には人一倍気を配りました。仕事の方は、数回の転職の末、ある会社に落ち着き、20数年を勤め上げました。職場での人間関係は良好で、人望も厚かったと思います。

親族関係でも、仕事でも、次々と生じてくる問題に、骨身を削るような思いで肩代わりをしたり、自分の感情を殺す思いで水に流したりしながら、家族の生活を守るために懸命に生きてきました。

40を過ぎてがんがはじめて診断された時、病気が家族にもたらした落ち込みは大きかったですよ。私は「もうダメだ。がんで死ぬんだ」と思い詰め、「何も悪いことしてないのに、何で俺がこんな目に合うんだ」という思いを毎晩のように妻に訴えました。私の苦悩は全て妻に向けられ、生来朗らかで芯の強い妻も、私の落ち込みの深さに苦しみました。ある時、私がいつものように苦悩を訴えると、妻は「人間は皆、いつか死なないといけない。でも一人で逝くことが怖ければ共に逝ってあげる」と言いました。私は「息子たちのために生きてもらわないと困る」と答えました。「遺された家族が互いに支え合って生きること」は、私が妻や息子たちに最期の瞬間まで託し続けた想いでした。

がんはやっぱり遺伝かなと思う。実母が50代で死んでいるし・・・。死んでから調べたら何がんかはわからないが実母ががんだった。自由奔放にやっていたから、ストレスはないと思う。でも海外での仕事をしていた時に食事時間がいい加減だったから、病気になったのかもしれません。原因について繰り返し自問してきました。

家の中でがんの話はするし、症状の話はするし、がんに関して隠し事はしていません。死んでから何もないというのは嫌だから、思い出を作っておこうと思って、みんな（家族）で出かけるのが多くなった。妻にはあそこにも遊びに行った事あるねという話を家族でしてもらいたい、死んだ後に。思い出をみんなの中に植えつけておきたい。思い立ったら、強く刻み込まれるように、すぐに行動しています。がんになる前、親子4人で暮らしていた、あの頃が一番よかった。苦労はしていたけど、病気というものがないから。家に帰るのが楽しみで。自分一人なら生きようという気持ちがないと思うよ」。

2-2-3　家族に残された謎

妻によると、夫は自分（＝妻）には実母に対する思いを語ることはなかったが、次男には実母が「遺伝疾患の危険を受け継がせた」ことに対する腹立たしさや憤りを語っていたようだ。この憤りは、単に疾患を受け継がせたことに対する思いというよりは、2歳の時に別れた、面影も知らない実母に対する複雑な心境が影を落としたものだろう。そして船井さんは、「早期発見すれば助かる可能性のある病気であるため、血縁者全員に大腸検査を受けさせたい」と話し、父や妹、息子二人にも大腸検査を受けさせた。父と次男にポリープが見つかったものの良性で、定期検査ということになったが、とりあえずは血縁者には他に発症している者はおらず、ホッとされた。ただ、妻は息子たちの検査が終わったとき、安心するとともに複雑な心境になったという。FAPを告知されたときの船井さんの落ち込みや、「俺が何をしたって言うんだ。何悪いことしたって言うんだ。なぜ、俺がこんな病気にならなければならないんだ」と訴えた船井さんの様子を考えると、「病気は早く見つかればそれにこしたことはないけれど、もし息子たちが主人と同じ身体になった時、果たしてこの子達は病気に立ち向かっていけるのだろうか、就職はどうなんだろうか、自分で自分の人生を切り開いていけるのだろうか、結婚はできるのだろうか」とさまざまなことが連想されたという。そして妻が最も恐れたのは、たとえ息子たちにＦＡＰが発病しなくても、その子どもに遺伝していく可能性がある、ということであった。妻が大学院生に宛てた手紙には次のように記されていた。

「隔世遺伝」という言葉が、私の頭のなかを横切りました・・・主人の病気そのものも隔世遺伝なのかもしれませんが、もう皆亡くなっていて調べることができませんでした。息子たちがまだ「白」と決まった訳ではありませんが、やはり息子の未来を考えた時、不安と申し訳ないという気持ちで一杯です。ただ願うことは「これ以上うちの家系に珍しい病気が続かないように」ということです。病気によっては、男の子に遺伝しやすいというデーターがのっている本を見ることがあります。私は、もし息子たちが結婚できたら、孫は女の子をと切に願っております。人様には、女の子の方がかわいいからといっておりますが、本心は別のところにあります。

次男は先日、「結婚をしたら、子どもはやめようかと思っている」と申しておりましたが、その裏には病気のことがあるようです。ただ、「生まれてきて嫌だと思ったことは、ないよ。ここにこうして存在しているから今の友達とも知り合えたのだから。僕にとって友達が一番大事だから。むしろ、お父さんとお母さんが結婚して僕を産んでくれたことを感謝しているよ」と申しておりました。

ＦＡＰは常染色体顕性遺伝の形式であり、ＡＰＣ遺伝子に病的バリアントが認められた場合、子どもには性別にかかわらず50％（１／２）の確率で遺伝する。遺伝学的に隔世遺伝はない。しかし、妻としては、こういったことまで心配になっているのである。

長男は父の死後、実祖母も父と同じ51歳で他界していることを知り、「自分も51歳で死ぬのだ」と考えるようになったという。がん（ＦＡＰ）で死ぬことは天命で仕方がないと思っているが、高校生の時に受けた大腸検査でもその後の検査でも問題がなく、食生活も違えば、仮にがんを発症したとしてもその時には医療技術もさらに進歩しているだろうと考え、ＦＡＰについてはあまり心配していない。ただし、将来自分が子どもをもうけることは想像できない。他人の子どもを可愛がるのとは違い、ただ可愛がればよいだけではない自分の子どもに対してはどのように接すればよいのかわからないからだという。その背景には、父親が自分にしたような暴力を、今度は自分が子どもへ振るってしまうのではないかとの怖さがあり、疾患が子どもに遺伝するという心配以前に、子どもをもうけること自体が考えられないとのことだった。

次男は、父と兄との関係を見て、父に対する対応を心得ていたこと、父の養育に対するこだわりが緩和し養育態度も柔和になっていたことなどから、父とは良好な関係を築いていた。ＦＡＰのことで父に対して恨みなどの否定的な気持ちはないが、自分も父と同年で死ぬだろうという予感は抱いている。中学生の時に受けた大腸内視鏡検査で大腸ポリープが発見されたこともあり、ＦＡＰに対しては「ものすごい恐怖感」がある。成人するまでにポリポーシスを発症しなければ90％以上はＦＡＰではないと聞き、少し安心したが、年に数回はＦＡＰ発症のことを考えて非常に恐ろしくなる。その度に性急な検査の必要性を感じ焦燥感に駆られるが、受診には至らず。受診や検査をしないのは、ポリポーシスが発見されることを心の底で恐れているからだと思っている。FAPについて知らされた時は中学生だったので、自分の子どもに遺伝する可能性まではあまり考えなかった。しかし闘病する父に付き添い、父が亡くなった後、悲しむ母の姿を見て、好きな女性を悲しませたくないとの想いから子どもを作る以前に結婚自体をしないつもりでいるとのこと。今はとにかく限りある時間を自覚して全力で人生を楽しもうとしているとのことであった。

2-2-4　また別の謎

このように、妻や息子たちの話（や手紙）からは、また違った側面が見えてくる。奥さんと知り合って以来、心を入れ替え、「結婚してからは家族が一番大事。自分が子どもの頃そういう目にあっているから、自分の家族はそういうふうにしたくない」と述べた船井さんの言葉に嘘はないだろうが、一方で、長男は船井さんから暴力を振るわれ、自分の子どもにそういう思いをさせたくないから子どもをもうけることは考えられないというところまで思い詰めているという話からは、また違った船井さんの一面が見えてくる。

遺伝が関係してくると、家族の複雑な人間関係を踏まえた上での対処が必要になってくる。一部の施設では遺伝カウンセリングといって遺伝性疾患の情報提供やクライアント個々の背景・状況に合わせて支援する専門部門が整備されてきたが、ほとんどの施設ではまだ発展途上であり医療者の多くもそのような訓練を受けていない。善意と誠実さだけで解決するほど問題が単純であることは少ないだろうし、そもそも、遺伝という問題が、家族の人間関係を複雑にしてしまう性質の問題である。

本書のテーマである「嘘と秘密」という点からいえば、船井さんがFAPと診断されてすぐに、血縁者に情報共有をして、がんの発病の可能性のある人には全員、内視鏡検査を受けさせるなど、迅速に対応がなされたので、この点では嘘も秘密も問題にならなかったといえる。しかしながら、船井さん自身、母親と思っていた女性が、実母ではないと知らされてから家に居場所がないと感じるようになり、家出を繰り返し、反社会的行動を取るようになったことを考えると、船井さんにとって「秘密」は、自らの存在の根幹に関わる大きなテーマでもあった。

自らが「秘密」によって苦しんできただけに、その反動から「秘密」はよくないものとみなし、一切の秘密を認めないような態度になってしまうと、受け取り手のことを考えず、一方的に「真実」を押し付けてしまう危険もある。

急性期型の医療を担うがんの治療病院の在院日数は短縮の一途をたどり、最近ではホスピスですら在院日数で診療報酬に差をつけ、その短縮化を図っている時代なので、緩和ケアに携わる医療者でさえ、患者とじっくりと長く関わるということが制度的に難しくなりつつある。このような状況では、医療者の目はどうしても、がんの治療や症状緩和に向きやすく、その背景にあるライフストーリーや、まして家族の人間関係のことにまで目が及びにくい。私自身、船井さんの診療にあたって、遺伝性疾患を患っているということは特に意識せず、がんの恐怖と折り合いがついたところでよしとしてしまっていた。

今後、がんの病態が遺伝子レベルでますます明らかになっていくにつれ、がん医療を進めていく上で、家族の人間関係を視野に入れざるを得ない症例はますます増えていくと予想される。がん医療はそろそろ、家族の問題を正面から取り上げることを余儀なくされる時代に突入してきたのではないだろうか。

なお、船井さんが最初にＦＡＰと診断されたのは１９９０年代前半のことであり、確定診断するための遺伝学的検査も現実的な選択肢とはなりづらく、息子たちへの対応も内視鏡検査を行うというのが現実的な対応であった。現在とは状況がかなり異なることを断っておきたい。

第3章

謎が秘密になる前に、沈黙が嘘になる前に

3.1　謎と沈黙

『ウェクスラー家の選択』を読めば、秘密と嘘の周りには、「謎」と「沈黙」があることがわかる。秘密へと結晶する前に、謎としか呼びようのない事態があるのだ。たとえば、母がHDであると診断されるまで、アリス姉妹にとって、「壊れていく母」の姿は謎としか呼びようがなく、それ自体に対しては、沈黙せざるを得ないのであった。しかし、診断が下された時点で「謎」は「秘密」になり、父が母に対して、病気は脱髄によるもので「進行性だが、遺伝はしない」と嘘をつき、それを三人で共有した時から「沈黙」は「嘘」に変わる。

この移行を一般的なものとして理解するために、謎と秘密を縦軸に、沈黙と嘘を横軸に取ってみよう（図1)。図の上部、謎の状態は、医学的には診断が下されていない状態にあたる。原因不明で地域全体にその

被害者が続出する公害もこれに当たるだろう。たとえば、水俣病がそうだ（石牟礼道子の『苦海浄土』を未読であるなら、日本人としてせめて映画『MINAMATA』は観なければならない）。このような状態では、状況が全くわからないので、黙っているか、苦し紛れにその場限りの嘘で繕うしかない。

一方、謎が何らかの形で解明されたもののそれが共有されない時に、秘密となる。そして、その秘密を積極的に維持する手段が嘘である。嘘は目的ではない。いつでも手段である。そして、その代替手段として沈黙がある。何も言わない沈黙は、嘘はついていないと弁明できるがゆえに、罪悪感を緩和する。しかし、沈黙はそればかりではない。

図1をみていると、縦軸は遺伝学の遺伝継承 heredity を、横軸は多様性 variation を彷彿とさせる。何故だろうか。図の上から下へと向かう時間軸を想定してみればよい。

遺伝性疾患は診断が下るまでは、当事者にとっては「謎」でしかない。その状況では、誠実であろうとするなら沈黙を保つほかないが、「謎」という状況はしばしば耐え難く、何らかの説明物語が必

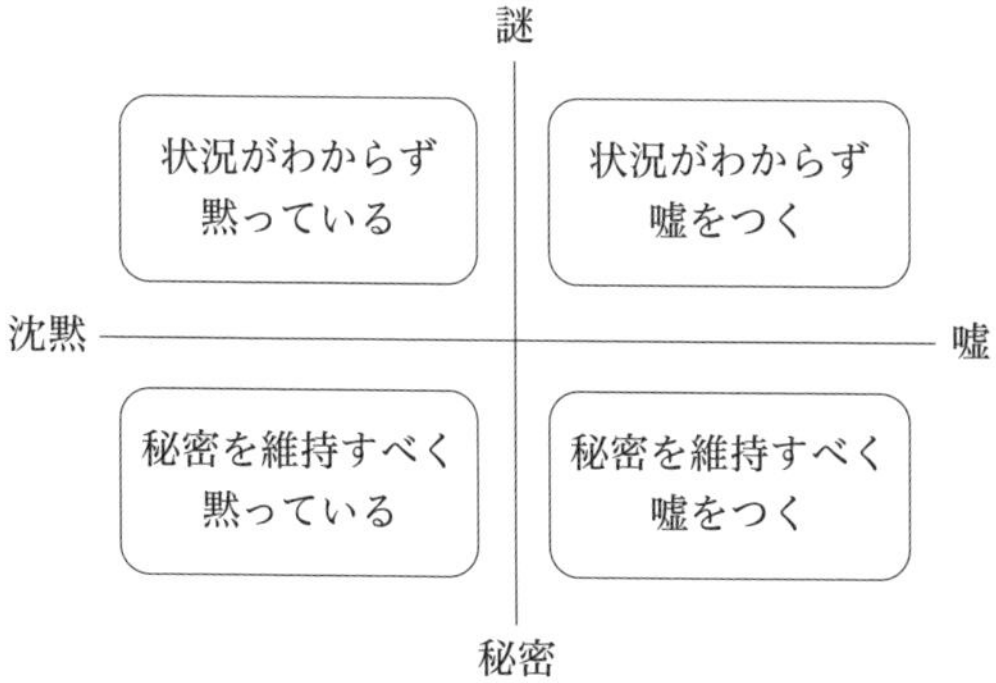

図1　嘘と秘密

要になる。そこでは、客観的な事実と合致するかどうかよりも、自らを仮にも納得させてくれる筋書きが求められる。しかし、それは客観的な観点からすれば「嘘」であろう。遺伝性疾患の診断が確定した時、それが当事者の間で共有されれば「秘密」は生じないが、誰かが誰かに対して「秘密」にする事態になると、ふたたび、嘘か沈黙が前面に出てくることになる。秘密にされた当事者にとっては、事実が明らかになるまでは「謎」のまま残るので、また次の世代でも同様のことが繰り返されることになる。こうしてみれば、縦軸が遺伝継承と重なるように見えてくるのではないだろうか。

それでは横軸はどうだろうか。遺伝学における多様性とは、遺伝子の突然変異により、さまざまな表現形質が生じることを指す（遺伝子の異常は生殖細胞に生じない限り、次の世代に継承されることはない。遺伝子の異常が必ずしも遺伝とは結びつかないというのは、医療者にとっては常識であるが、一般には混同されがちである）。ここでは、謎とか秘密に対する反応が、沈黙から嘘に至るまで、多様であることのメタファーと捉えていただければよいかと思う。かくして、図1は、遺伝性疾患に対するさまざまな局面の一つの見取り図を提供する。

3.2　複数の形の沈黙

ここで、沈黙についてもう少し考えてみよう。アリスは同書の序文でこう述べている。「私たちの置かれた状況は、その中身は異なっていたにせよ、同じように秘密を抱えた家族の多くに共通していると言えるだろう。烙印だらけの状況であっても、秘密という蜘蛛の糸に張り巡らされているだろうし、秘密の維持

には大変な苦労と積極的な努力が必要とされるはずである」（19頁）。そして、フーコーを引用する。（註1）

語らぬという態度自体も、自分から言うことを拒否するかあるいは言うなと命じられているかする事柄も、ある種の話し手の間で必要とされるに至る遠慮も、すべては・・・口に出して言われる事柄の傍らで、それらと共に、そして全体の戦略の内部でそれら口に出して言われる事柄との関係において機能する要素なのだ・・・はっきり把えるように努めなければならないのは、それらを言わないさまざまなやり方であり、それについて語ることのできる人々とできない人々とがどのように配分されるのか、この両者にとって、どのような形の遠慮が要求されるのか、である。ただ一通りの沈黙があるのではなく、複数の形の沈黙がある。

（『性の歴史Ⅰ　知への意志』37頁）

つまり、人が黙っている時、当人は「言わない」「言えない」「言うべきではない」と意思決定しているように見えるかもしれないが、実は、相手の言う言葉があって、会話が交わされる文脈との関係の中でそ

（註1）同書訳文は以下の通り：沈黙そのもの――それは人々が語ろうとしない、あるいは名前を出すのを禁じられていることであり、他者との対話のなかで求められる思慮分別なのだが・・・言及される物事に沿って人々のなかで、人々に関係して機能する要素である・・・我々はこのような事柄を口にしないための別の方法を決定し、試みていかねばなるまい。それを口にできる者とできない者がどのように振り分けられていくのか。どのような言説が権威づけされていくのか。あるいはどのような種類の思慮分別が要求されるのか。世の中には一つだけでなく、たくさんの沈黙がある。

れは決まっているということだろう。

「複数の形の沈黙がある」とは至言である。その背景には、さまざまな言説がある。言説とは、文化的規範と言い換えてもよいかもしれないし、時には道徳、迷信とさえ言えるかもしれない。言説は、医療化された世界では、なんであれ「正常・異常」のスペクトラム上のどこかに位置づける思考を誘導する。このような考え方 discourse は、フーコーが主に問題化した規範と関連するとき「言説」（ディスコース、ディスクール）と呼ばれ、いわゆる「談話」とは区別される。

先のフーコーの引用中の「この両者にとって、どのような形の遠慮が要求されるのか」は、英訳では「どのような言説が権威づけされていくのか」となっている。遺伝性疾患や遺伝性腫瘍でこの疑問に答えるとすれば、「悪い血筋」の言説となるであろうか。遺伝性腫瘍が見られる家は不適切な悪い家系だという烙印を押される。家長はそれに対して全力で抵抗する必要があるだろう。遺伝性腫瘍の場合、診断がなされれば、予防的切除か早期発見目的の頻回検診しか手はない（と考えるか、それができると考えるかの選択になる）。いずれにせよ根治的治療はない。アリス・ウェクスラーは「日本語版に寄せて」を、「新遺伝学の技術が日々進歩を遂げ、病気を突き止める技術が病気を治す力よりも先走ってしまうというDNAの時代に私たちは生きているのです」と締めくくった（Wexler, 2002／邦訳、9頁）。それから二十年になるが、事態は、治療技術の進歩が診断技術の進歩に追いつかず、問題はさらに深刻化している（李・武藤、2018）。となると、医学の勧めに従うよりもこの言説に抵抗する、というかそれを否認する方が、ある意味、道理に適っている。悪い遺伝など我が家にあるはずはないと（放置）するわけだ。

「悪い血筋」言説について、さらに考察を深めるために、ナンシー・ウェクスラーの「遺伝学的ロシアン・ルーレット」(Wexler, 1979）を読んでみよう。これは、重篤な遺伝性疾患のリスクを持つ人の内面を知るために、ＨＤ発症リスク（当時、遺伝子診断もマーカーも見つかっていない時代である）を持つ35人に彼女がインタビューした研究報告である。対象者は20歳から36歳の男性12人、女性23人。全員が、片方の親がＨＤに罹患していたが、ＨＤやその他の神経疾患と診断された人はいない。「ＨＤの症状に対する反応」という節の冒頭、彼女はこう記している。「いかなる病気も、その被害者や潜在的な被害者には特定のイメージや恐怖を呼び起こす。がんは痛みと苦しみの脅威を呼び起こす。多発性硬化症は予測不可能であることが特徴だ。ＨＤのリスクがある人にとっては、時限爆弾がメタファーとなる」(p.201）。

ナンシーは論考半ばで、リスクのある人が直面する最も心理的に受け入れがたい考え方の一つが、自分を完全にランダムな遺伝学的アクシデントの受動的犠牲者と捉えることだと述べる。そして同論のタイトルに使った28歳の女性の言葉を引用する。「2発に1発が発射される銃でロシアン・ルーレットをしているようなもので、引き金には誰か他人の指がかかっている」(p.209)。さらに、「被験者は自分の人生や宇宙が原因と結果の法則に従っていると認識しており、真のランダム性は、頭では受け入れたり同化できたりしたとしても、それ以上のレベルで却下される」と念押しする。彼女の認識では、ランダムさが許されないのは、それを避ける努力をすることができないからのようである。

ナンシーはその因果律に関する持論を展開する。「リスクのある回答者の多くは、無意識のレベルで、ＨＤの遺伝を罪と罰の文脈で捉えている。特に、病気を一族の呪いとみなして話題にしない家庭では、この感覚が助長される。彼らにとっては、まさに〈父の罪は子に及ぶ〉のである。その〈罪〉は、病気の親に怒りを抱いた罪であったり、他の親族が病気になればという禁断の願いを抱いた罪であったりする。このような罪悪感を、カフカ的感覚で表現する人もいた。今度は20歳の女性の以下の言葉を引用する。「私の人生ではいろいろなことがうまくいかなかったので、そして、私がどこかで間違ったことをしたからこんなことになったのではないかと思えてきました」(p.210)。さらに、「リスクのある人が、暴力的で、不機嫌で、疑心暗鬼で、嫉妬深く、不愉快になってくると、それは病気が進行している不吉な兆候だと考えられる。この病気は、これらの不快な特徴に対する単なる罰と考えられることさえある」(p.210) と念押しする。

3.3　罪と罰

前節で引用された言説〈父の罪は子に及ぶ〉は、父と子の二世代間の継承を問題にしているので、「悪い血筋」という代々の伝承に比べると短い世代間での継承に焦点が当たっている。この場合、この言説は、家長の意識よりも子どもの無意識(自分が悪い子どもであるがゆえに父は苦しむし、自分もいずれは発症するという恐怖)を刺激する。そして、診断前の先行する精神症状自体が罰と考えられ、悪循環に入る様を予測させる。実際に報告はこう続いている。「リスクのある人は、自分の気分や動作を監視するための複雑で恒常的なシステムを開発することが多い。彼らは、自分の手、歩行、記憶、感情を絶えずチェックしている。これは、障害が発生した場合にその障害を特定するためではなく、自分に起こっているかもしれないことをコントロールするためだ」（Wexler, 1979, p.210）。

「意志の強さ」で病気の影響を食い止めようとしていた23歳の女性の発言が印象的だ。行動の良し悪しが病気を予防するという言説もここでは過剰ではないだろうか。

私の母は、「あなたがちゃんと〔した遺伝子を〕受け継いでいれば、私はそんなふうに怒ったりしないわよ」と言っていました。言い換えれば、「気が変になってしまうから、怒ってはいけない」ということです。母はこんなことを言います。「気をつけなさい、あれもこれもやってはいけない、感じてはいけない、人を信じてはいけない、人が離れていってしまう」。捨てられた人たちは、みんな病気になってしまった。私はこう理解しました。感情を持つ権利はない。怒りを感じてはいけない。怖いと思ったら、それを隠した方がいい。絶対に泣いてはいけない。それらはすべて、病気に関係するもの。それらはすべて、感情に対する重くて厳しい命令でした。母の指示は、「自分の気持ちをうまくコントロールして、常に自分をコントロールしていれば、心をコントロールできるから、この病気にはならない」でした。

（同上、p.211）

ここで本章のテーマの一つである「沈黙」に戻るとしよう。複数の形の沈黙に目を配る必要性から、その文脈を決定する言説を知る必要があり、ここでは「悪い血筋」という言説を取り上げてみた。そして、ナンシーによるインタビューからは、遺伝性疾患のリスクがある人にとって病気は「時限爆弾」というメタファーで捉えられ、回答者の多くが「無意識のレベルで、ＨＤの遺伝を罪と罰の文脈で捉えている」ことが、明らかにされた。

ここで難しいのが、「リスクのある人が直面する最も心理的に受け入れがたい考え方の一つが、自分を完全にランダムな遺伝学的アクシデントの受動的犠牲者と捉えること」だとの指摘である。たとえば、HD発症のリスクのある子どもが、HDを「罪と罰」の文脈で捉えていた、つまり「○○という悪いことをしたら、(その罰として) HDを発症してしまうかもしれない」と考えていたとしよう。それまで口数が少なかったその子どもが、やっと口を開き、そのように考えていることを打ち明けてくれたとき、医療者は、しばしば善意から、「そんなことはないよ、あなたのせいではないよ」と言ってしまう。しかし、そうしたら、なぜ自分はHDを発症するリスクがあるのだろうかと、また振り出しから考えねばならなくなる。「自分を完全にランダムな遺伝学的アクシデントの受動的犠牲者と捉えること」は「最も心理的に受け入れがたい考え方の一つ」なのだ。こうして、その子は再び沈黙の殻の中へと戻ってしまうことになる。沈黙に対処するには、その背後にある言説を知る必要があるというのは、こういう事情による。それは簡単なことではないかもしれないが、複数の形の沈黙がある以上、そのことを避けて通ることはできない。

「罪と罰」は紛れもなく因果律である。原因と結果があるのであれば、人はそれを回避する努力をすることができる。一方、「自分を完全にランダムな遺伝学的アクシデントの受動的犠牲者と捉えること」は因果律ではないもの、つまり偶然を受け入れることである。偶然とは自分の力が及ばないことである。ここで連想するのは、スピリチュアリティの定義、「個人の存在よりもよりスケールの大きな、より超越的な存在との繋がりを指す」(Favazza, 2009) である。これにかざせば、偶然は『ヨブ記』に登場する神の謂であろう。そのような神を信じることは、偶然を受け入れつつ因果律を携えることを可能にする。祈りは沈黙の中にある。

3.4　複数の形の嘘

沈黙に複数の形があるように、嘘もさまざまである。たとえば、アリスの父が母に「脱髄が起きているせいで、多発性硬化症のような症状が出ている。だから、よろよろしたり、つまずいたりする」と説明し、さらに、「病気は進行性だが、遺伝はしない」と述べたことには「嘘」が少なくとも二つ含まれている。一つは「脱髄が起きている」という件で、ＨＤは脱髄性疾患ではない。また「遺伝はしない」という部分も事実と異なる。

これに対して、もし「神経の病気で、徐々に進行する恐れがある。遺伝の可能性はゼロとは言えない」と説明した場合はどうだろうか。真実を伝えていないという意味では「嘘」と言われても仕方ないかもしれないが、事実と明らかに異なることは述べていない。「神経の病気」とぼかした言い方にすることで、限定を避けているからである。このような説明は「嘘」と「沈黙」の中間あたりに位置づけられるかもしれない。

「神経の病気」というような、明確に限定しない言い方は、曖昧な部分を残すが、その分、当事者への衝撃を幾分和らげる作用も期待できる。たとえば、アリスの母の場合、すでにＨＤを発症したり、それで亡くなった身内がいるので、「神経の病気」と言われるだけでピンとくるかもしれない。それで全てを悟り、それ以上は尋ねないということも起こり得る。その場合、状況の変化に応じて、必要なことをその都度伝え、話し合うといったやり方も考えられる。

言葉には呪力がある。「口に出して言うと現実としてすぐにでもことが起きそうで怖いのです」と打ち明けてくれた白血病の患者がいた。アリスも、「症状についての知識が増えると、症状そのものを連れてきてしまうような気がした」（85頁）と同様の心境を述べている。当事者にとっては、病名を口にすることさえ怖くてできないという状況に追い込まれ得る。そのような想いを汲みながら伝えることが安心につながるのではないか。ただし、だからといって、「脱髄性疾患」というような嘘を伝えてしまうと、事実とそぐわない部分が出てきて、結果的に不信を募らせることになりかねないので、事実と異なることはできるだけ伝えないほうがよいとは思う。

「神経の病気」という説明に納得せず、さらに説明を求められれば、病名を伝えるという方針にすることもできる。明確に限定しない説明は、物事を曖昧なまま濁してしまうための方略としてではなく、相手の受け止め方を見計らいながら説明を進めていくための中間段階として位置づけるのであれば、有用であろう。

がん医療の秘密と嘘と言えば、一昔前まで、診断告知の問題であった。現在、診断が伏される事態は極めて例外的になった。しかし、家族が患者のいないところで「再発は知らせないでくれ」とか「余命は伝えないでくれ」、果ては「治療を止めないでくれ」と主治医に注文することは少なくない。患者の知る権利を侵害する事は明らかだが、家族との関係に波風を立てたくない主治医は不本意ながらそれに従う。倫理的問題と呼びカンファレンスをしても好転の兆しはない。遺族ケアの先取りだと自らに言い訳をする。がん医療の現場にも、秘密と謎、嘘と沈黙は今なお、さまざまな形で忍び込んでいる。

第4章

医学の視点、人々の視点

これまで『ウェクスラー家の選択』の読み解きを出発点として、ハンチントン病（HD）と家族性大腸ポリポーシス（FAP）において、「嘘」と「秘密」がどのような形で問題となり得るか、そしてその周辺で「謎」と「沈黙」が果たす役割についても見てきた。第一部の締めくくりとして、本書のアプローチを、少し広い視点から捉え直しておきたいと思う。

医療者は物事を論じる時に、概念を定義し、それをもとに現象に臨むという、いわばトップダウンの態度を取ることに慣れている。定義なしに考えることは難しいので、もちろん定義は必要である。しかし、このようなやり方は、ともすると、こちらの見方を押し付けてしまうことになりやすい。他のキーワードにも言えることではあるが、「嘘」とか「秘密」といったキーワードは特に、使う人によって、文脈によって、さまざまな意味を持つ、多義的な言葉である。「嘘」とは何か、「秘密」とは何かという一般論から出発すると、しばしば知らないうちに、現実の繊細な襞を見落として、患者から遊離してしまうことになりかねない。

トップダウン方式と同時に、現象を丁寧に観察しキーワードを抽出しながらその意味や意義を考えていくような、ボトムアップ的なアプローチを併用することで、その盲点を補うことが可能になる。そういうわけで、『ウェクスラー家の選択』の読み込みを通じて、浮かび上がらせてきた「嘘」と「秘密」というテーマをがん医療に転用しその細かな綾を丁寧に見ていこうとする本書は、少し広い観点から見ると、医療の現場で生じてくるさまざまな問題に対する、ボトムアップ式のアプローチの一例と捉えることも可能であろう。この点を念頭に置いて読んでいただければ、本書の議論をさらに広げていくことができるのではないかと思う。

4.1　医学の視点

医学の視点は基本的にはトップダウン方式である。ハンチントン病（ＨＤ）を例にとれば、医学的観点からは次のように記載されるだろう。ＨＤは常染色体顕性遺伝形式で遺伝をする疾患である。非常にゆっくりと進行し、「不安定な、痙攣のような動きが、顔や腕などの筋肉に生じる」ことから始まる。「舞踏病」という名前が与えられることになった、その不随意運動は、次第に進行し、何年もかかって悪化し、日常生活全てに介助を必要とする状態となる。精神にも多かれ少なかれ障害を来す。症状のコントロールにはハロペリドールを用いる。

およそこのような記述が、医学による教科書的な記述である。「常染色体顕性遺伝」という遺伝形式、遅い発症年齢と緩徐な進行、かつての「舞踏病」という印象的な名前と症状、抗精神病薬が症状コントロールに用いられる、といった特徴があるからか、医師国家試験の問題の選択肢の一つに取り上げられやすい病名でもあり、稀な疾患ではあるが病名と上記の概要を把握している医師は多いであろう。このような記述方式は、ハンチントン病に限らず、およそ全ての疾患に対して取られている。このような視点から見ている限り、「嘘」とか「秘密」といった問題は視界に入りにくい。三人称的視点からの記述様式が医療者の視点を暗黙のうちに規定しているのである。そして、そのことに気づいている医療者は少ない。

このようなスタンスの盲点を補うための一つの試みとして、本書では、『ウェクスラー家の選択』を読み込んで、「嘘と秘密」という用語を抽出し考察してきたのであるが、こうしてキーワードが同定されると、今度はこれらがトップの座を占めてトップダウン方式のパターンが繰り返されることになりかねない。トップダウン方式の思考法自体が悪いわけではなく、このような足場がなければ考えることも行動を起こすことも難しくなり、途方に暮れるしかないが、同時にボトムアップ的なアプローチを意識していないと、患者とのやり取りは一方向的なものになり、押しつけになりかねない。それを避けるためには、これらの用語を一つの参照点と位置づけて、ふたたびボトムアップ的なアプローチを意識して調整していくという循環的な思考法が必要である。

4.2　当事者の視点

医者は、実際に患者を前にして診察を行うとき、患者にとって何が問題で、どういうことに困っているのかを聞き出す訓練は受けていない。だから、どうしても身体症状に目が向くことになりやすい。そして、舞踏様の不随意運動にはハロペリドールが効くとされているので、処方を行なって診療を終える。次回以降は、薬の量の調整に終始することになりやすい。こうして、当事者がどのように病気を体験されているのか知らないまま、薬の処方が続くことになりかねない。ここで述べたパターンは、多くの疾患の治療においても展開しがちである。がん性疼痛やせん妄のコントロールでも状況は大同小異であろう。

繰り返しになるが、三人称的記述による医学的知識を装備して「疾患」を眺めるだけでは、「嘘」とか「秘密」という用語はなかなか思い浮かばない。しかし、当事者の視点から眺めることができれば、全く違った世界が見えてくる。「謎」というキーワードはそのようにして浮かび上がってきたのである。

『ウェクスラー家の選択』の著者、アリス・ウェクスラーの母がハンチントン病と診断されたのは母が53歳のとき。アリスとその妹は20代半ばであったという。アリスがティーンエイジャーの頃、母は内にこもるようになり、新しい家の家具を選ぶこともできなくなっていた。母から昔のことを聞き出そうとしたが、「母はいつも同じ物語を繰り返した」。助言を求めるといつも「お父さんに聞いてごらんなさい」と言われがっかりした（63頁）。さらに数年が経つと、母は身辺雑事と日常の家事にも困るようになった。妹のナンシーは「母には明らかによくないことが起こっていると感づいていた」がどうしようもなかった。「私たち家族の中には、巨大なブラックホールがあって、大きな口を開けて飲み込もうとしていた。でも、誰もがそれに名前をつけられなかったし、その存在を認識できずにいた」（65頁）。

このように、当事者の視点から見れば、（ハンチントン病という疾患を持って生まれた）母の体や心に生

じているこ とは、「ブラックホール」 としか呼べないような、大きな謎として体験されていたことがよくわかる。『ウェクスラー家の選択』を読み進めると、読み手は自然とアリスの視点を取り入れ、ふと気づくとアリスの視点から見ていることになる。そして、これは医学の教科書的な記述に欠けているものでもある。もし、医学の教科書に、ハンチントン病の生物医学的な研究成果が明らかにした客観的な知見と並んで、たとえば、以下のような記載が併記されていたとしよう。「当事者の目から見たハンチントン病の体験は、『ウェクスラー家の選択』に描写されている。そこでは診断がつくまでは患者にとって病気は「ブラックホール」としか形容のしようのない大きな謎であったことが記されている」。そうなれば、疾患を客観的に見ると同時に、主観的にも見るという複眼視の習慣を医師に刷り込む道も開けるかもしれないと夢想する。さらに、ハンチントン病という診断名が生まれる前には、この病態は（聖ヴァイタスが治癒させることができたという逸話から）「聖ヴァイタスのダンス St. Vitus Dance」と呼ばれ、スティグマに苦しむハンチントン病とはそのコミュニティでの受け入れは大きく異なり、人々は尊敬を集めてさえいたという歴史的事実（Wexler, 2008）が紹介されれば、病いというものが心理社会的現実であることにも気づくことができるだろうが。

4.3　医療者が当事者の視点に立つ時

当事者の視点に立つことができれば、異なる意味が開けることの一例として、マクダニエルらが編集した『治療に生きる病いの経験』に収録されている一編の論文を紹介しよう。本書での議論にも示唆を与えてくれるからだ。

その論文とはスーザン・ソーベルが1997年に報告した“Do you need to know? : Genetic Testing for Huntington's Disease”（「あなたは知る必要があるのですか？　ハンチントン病の遺伝学的検査」）である。私は仲間と『治療に生きる病いの経験』を訳出して2003年に出版したが、それは全34本の症例報告から11例を抄訳したものであり、本稿はそこから漏れた。当時はまだそこに私の関心がなかったわけである。スーザン・ソーベルは手練れの家族療法家であり、ヴァーモント・メディカルセンターで働いている。

冒頭は、著者の問題意識を鮮明に表していると思うので、まず引用しよう。

> ウォルト・ホイットマン〈米国の詩人〉は自らの世界を一粒の砂の中に見た。今日、私たちは一滴の血液の中に自分たちの世界を見ることができる。遺伝子検査は遺伝性疾患を説明する遺伝子欠損の存在を発見することを可能にしたが、遺伝性疾患の多くは治癒せず、身体症状出現のはるか以前にそれが指摘される。事実、羊水診断が可能だ（「卵子の中にも死がある」と詩人のアン・セクストンは書いた）。しかしながら、私たちのテクノロジーはそのような情報を得ることについての心理社会的および倫理的影響を予測する能力からはほど遠い。
>
> （Sobel, p.173）

本論が収録されている『治療に生きる病いの経験』という症例報告集は執筆者に、自らの（ないし家族の）病気体験について書き、その経験がその精神療法にどのように影響したかがわかるように治療経過を描くことを指示している。この種の企てでは、逆転移理解が問題とされることが多いが、同書は、家族関係よりも病いの経験によって治療者には何がより見えるようになり何が見えなくなるのかに焦点を当てるところが、極めてユニークである。一滴の血液があれば診断にたどり着ける時代にあって、そのような情報を得ることについての「心理社会的および倫理的影響」については置き去りにされる。その問題に取り組むためには、当事者の視点が必須である。この形式の症例報告はそれにうってつけであろう。

4-3-1　医療者の病い

家族療法家であるスーザン自身の家族は総じて健康であったが、例外が二つあった。第一に、スーザンは20代前半での結婚に際し夫の家系に遺伝性疾患があると知らされ、夫の将来の健康について問題なしと評価されるまで苦渋の時を過ごした。30年が経った今でも、結婚が賭けであったことが思い出されるという。第二に、母親の姉が33歳で乳がんを発症し死去したこと。母親は53歳で乳がんと診断され手術は成功したものの、63歳で新しい乳がんができて他界した。初発時、母親が「私はこれを20年待っていたのよ」と言ったことは、自分もダモクレスの剣の下に生きることをスーザンに自覚させた。さらに、1983年、スーザンはスキーで膝の複雑骨折を起こし、三年間慢性疼痛に苦しむ間に家族と疎遠になった。自らの臨床において慢性疼痛から慢性疾患家族への興味の移行が、生きていく上で功を奏したという。

症例を検討するにあたって、治療者自身の病いの経験に焦点が当てられることはほとんどなく、それだけでも同書は貴重であるが、患者の主観的な側面に光を当てようとする場合、このことは特に意味を持ってくる。というのも、同じ語りを聞いても、聞き手自身の経験や価値観によって、聞き方が影響されるからである。スーザンの夫の家系に遺伝性疾患があること、母とその姉が乳がんで亡くなっていて、いつか自分も同じ道を歩むかもしれないという思いが意識の底にあることは、ハンチントン病（ＨＤ）の患者の話を聞く上で、無意識のうちに共感する基盤を形成するだろう。治療関係の醸成において、病いにまつわる治療者自身の体験が果たす役割については、今後もっと検討されてよいはずだ。

ところで、本報告が実践された当時の１９９４年、米国では一年に２５、０００～３０、０００人のＨＤが発症しており、次世代患者として、１２５、０００～１５０、０００人にリスクがあるとされていた。さらに、遺伝学的検査の被験者がその結果にかかわらず、約2カ月で抑うつ症状を示す（Quaid, 1993）ことが判明した。これらの情勢や研究結果を受けて、スーザンの職場にもＨＤ患者のためのカウンセリングが導入されたのである。なお、この面接にはサポーターが同席するよう求められている。

４‐３‐２　当事者の病い

初回面接（参加者は、ヴァネッサ、サポーターのダイアン、およびスーザン）：「この面接の目的をどのように理解していますか？」スーザンは、こう問いかけることで、文脈を明確化しようとする。彼女は、自分の役割は検査結果を知ること、ないし知らないことがヴァネッサや家族へどのような影響を及ぼすかを明らかにすることだと説明し、ヴァネッサの知る権利を擁護する。それに続く、家族歴聴取で得られた情報は下記の通り（図2）。ヴァネッサは27歳シングルマザー、長男トリー6歳、母親58歳の三人暮らし。父親がHDと診断されたのは48歳の時だが、3カ月前に怒りが制御不能となりナーシングホームに入所中である。父方祖母はHDで、58歳で死去。伯父もHDで、48歳で他界したが、その数年後に父は健診でHDと診断された。父は診断を秘密にしていたが、2年後の交通事故を期に、母に発覚する。父はHD発覚後、引きこもるようになり、兄と妹は父と距離を置き、入所後面会はなかった。思春期のヴァネッサはドラッグ、アルコールに手を出し、予期せぬ妊娠となった。

スーザンは、ヴァネッサが父の診断秘匿をプライバシーの権利と考えたのか、秘密と考えたのかと疑問を抱く。そして「なぜ遺伝学的検査に関心があるのですか？」と問う。ヴァネッサは、陽性なら傷害保険に加入し貯蓄し、もっと今を楽しみたいと答えた。スーザンは、面接初期に語られる動機づけは、検査結果への最終的対処法決定においてあまり意味はないと考えながらこの答えを聞いていた。

第2回面接（参加者は初回と同じ）：「陽性であれ陰性であれ、遺伝学的検査の結果について知ることは、家族との関係をどのように変えると思いますか？　お母さんが悪い知らせにどのように反応すると思いますか、そう思う根拠は何でしょう？」と問われると、ヴァネッサは、母は大丈夫だと思う、なぜなら母は私の妊娠もシングルマザーであることにもうまく対処してきたからと答える。しかし、ダイアンがそこで割って入る。母はヴァネッサに頼りきりだからショックを受けるだろうと。それまで三人の誰一人として、母がこの時点で検査結果を知りたがらないとは思ってもみなかった。ダイアンの言葉にスーザンは

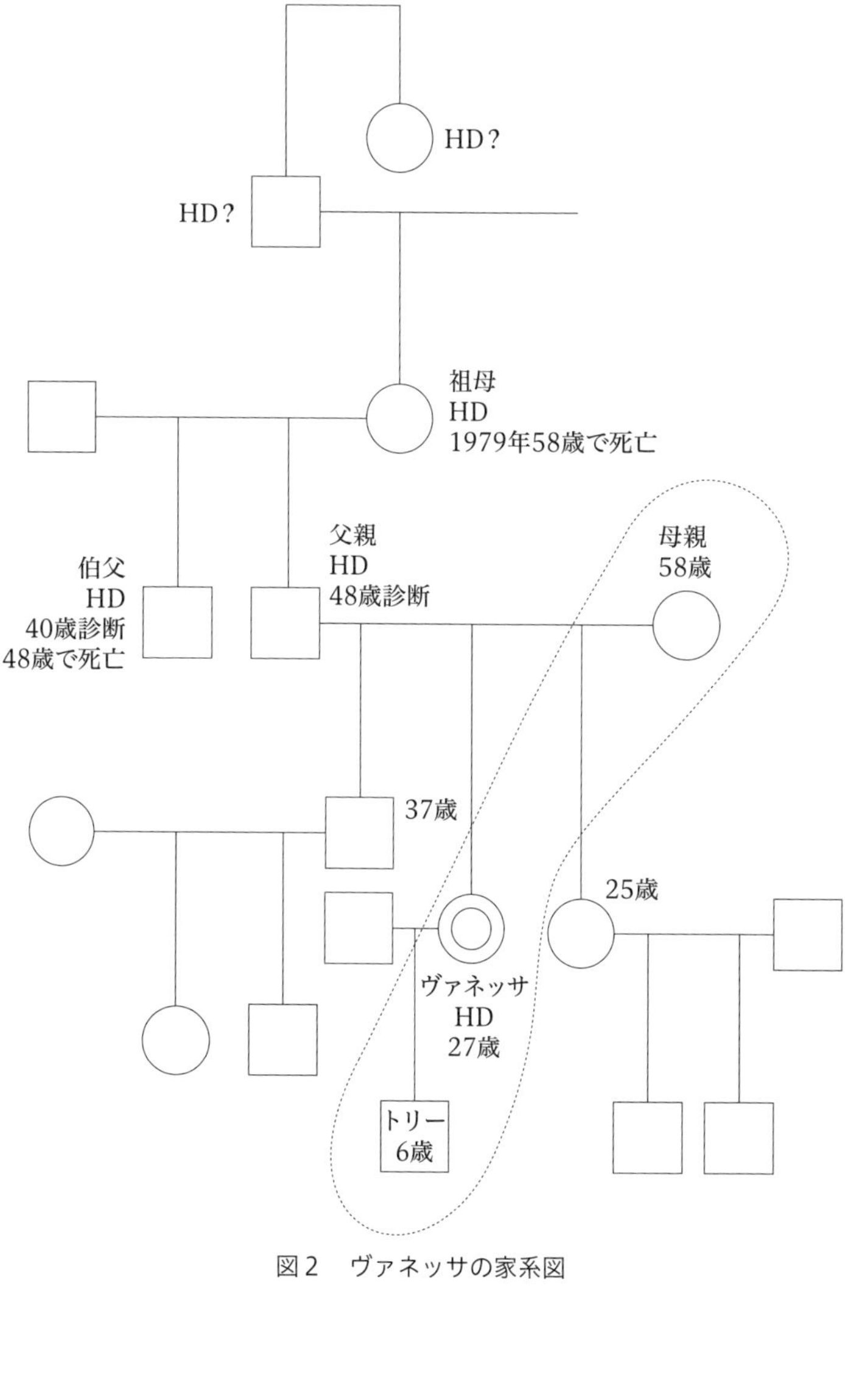

図２　ヴァネッサの家系図

ハッとする。というのは、スーザンの原家族も夫の原家族も皆、悪い知らせを隠す傾向にあり、スーザンはそれに怒りを感じていたため、相手がショックを受けるから黙っているという見方は盲点だったと気づいたのである。ヴァネッサは、母が子どもの性格をもとに「兄には遺伝しているが私には遺伝していないと思っているようだ」と言い、「私も同じ意見です。これは兄妹には無関係です」と付け加えた。この言葉を聞いてスーザンは、ヴァネッサのこの言葉には防衛機制が働いているのではないかと思う。

第3回面接（参加者は初回と同じ）：遺伝カウンセラーは、ヴァネッサに結果を知らせ、短時間で退室する。ダイアンとスーザンはその後も同席していた。しばらく沈黙となる。そして、ヴァネッサはおもむろに「どうやって母に言えばいいの？　息子には？」と尋ね、スーザンは「自分を犠牲にしてさえも常に100%正直である必要があると思いますか？」と問い返す。するとヴァネッサは、それを、言う必要はないという許可として解釈する。ヴァネッサとダイアンは、検査はしたがカウンセリングを受けて結果は聞かないことにしたという話を作った。

第4回面接（参加者は初回と同じ三人に母が加わる）（前回面接直後にヴァネッサが母に自らが陽性であったという結果を告げた。その翌週）：ここで、息子に結果を知らせることが決められる。

第5回面接（参加者はヴァネッサとスーザンのみ）（一年後のフォローアップ面接）：フォローアップを行なったのは以下の二つの理由からであった。第一に、ヴァネッサが遺伝学的検査を受けることを多くの人々に話しており途方に暮れていたので、その後どうなったか確認したかったから。第二に、この面接がヴァネッサにとってどのように役立ったか、何が足りなかったかを知るためである。結局、ヴァネッサの陽性結果は息子には告げられなかった。彼女の兄弟に対しても、結果は知らないという作り話で、兄妹は質問することもなかった。その後、父は抗うつ薬で軽躁状態になり関係は改善したとのことで、今更ながら、いかにサポーターへの信頼が大切であるかを知ることになったという。ヴァネッサは、「人々がどんなに結果を知りたがったとしても、そこには迷いがあるものです。それを探ることは良いことでしょう」と言い、スーザンは「秘密に対して彼女の権利を守ることが、面接での最大の課題でした」と締めくくった。

4-3-3 「自分を犠牲にしてさえも常に100%正直である必要があると思いますか?」

ヴァネッサは、彼女の未来について学んだことを他人に明かさないという選択をした。この事例の流れを振り返ると、家族に情報提供しないという選択は、秘密なのかプライバシーの問題なのか？ この状況においてこの区別は役に立つのだろうか？ と新たな問いが生まれることになった。

第2回面接での「お母さんが悪い知らせにどのように反応すると思いますか」というスーザンの問いに対し、ヴァネッサが「母は大丈夫だと思う、なぜなら母は私の妊娠もシングルマザーであることにもうまく対処してきたから」と答えた時点で、彼女は母親にも息子にも遺伝学的検査の結果を伝えるつもりでいた。結果が陽性であることがわかった後の第3回面接でも、「どうやって母に言えばいいの？ 息子には？」と尋ねていることから、ヴァネッサ自身は、結果は伝えなければならないと思っていたことがわかる。ところが、これに対して、スーザンは「自分を犠牲にしてさえも常に100%正直である必要があると思いますか？」と問いかける。

スーザンがこのように問いかけた背景には、母は大丈夫だと思うというヴァネッサの言葉に対するダイアンの「母はヴァネッサに頼りきりだからショックを受けるだろう」という反論があった。それによって三人は改めて、母がこの時点で検査結果を知りたがらないことに思い当たったのである。スーザンは遺伝性疾患のある家系の男性を夫に選び、両家の人々から悪い知らせを隠されて怒りを感じた経験があるための盲点ではあったが、その一方で、そういった体験が、「自分を犠牲にしてさえも常に１００％正直である必要があると思いますか？」という問いかけを生み出す決定的な素地になったことも否定できないであろう。

この「自分を犠牲にしてさえも常に１００％正直である必要があると思いますか？」という問いかけは、言外に結果を母に伝えなくてもよいのではないかという意味を含むとはいえ、文字通りには「・・・あると思いますか」という問いかけであり、答えは問いかけられた人自身が出すべきものであるという矜持を保っている。また、「母に（あるいは息子に）結果を伝えなくてもよいのではないですか」というダイレクトな問いかけとも異なる。こう問いかけることで、スーザンがダイアンの言葉を機に自分の盲点を気づかされたのと同種の体験が、今度はスーザンの言葉によってヴァネッサに生じているのである。ヴァネッサに異なる視点が入ることで、これまでとは違う物の見方ができるようになり、その上でどうするかを決めることができたと言える。このようなプロセスを経た上での決断の全貌が明るみに出ると、秘密かプライバシーかという問題は、外から見た時の言葉か内から見た時の言葉かの違いに過ぎないとも思うのは私だけだろうか。

このやりとりから見えてくることは、当事者の視点に立つ、と言葉にしてしまえば簡単なように思われるかもしれないが、いざ、患者を目の前にしてやりとりが始まると、その応対の中にさまざまな形で自分自身の病いの体験が顔を出すことになり、それがその後の展開に大きな影響を及ぼすということである。だからと言って、全ての病いを経験するわけにもいかないし、その必要もない。しかし、患者の視点から物事を眺めるには、自身の病いの体験がその入り口になるということはある程度言えるだろう。熱を出してつらい思いをした、ワクチンを打って強烈な倦怠感を経験したということでも、病いの経験となり得る。当事者の視点に立って物事を見るためには、自分自身に目を向けることも避けられなくなるのである。

4.4　語りに基づく記録

セラピストや患者が困難を抱える理由の一つは情報開示に関する普遍的ガイドラインがないことである。情報開示は、情報の送り手と受け手がいる以上、単に情報に目を向けるだけではすまないからである。患者は、家族関係、家族史、および家族信念を吟味することで最良の決定をするよう援助されるべきである。開示路線に従う中で、プライバシーの権利、病気について知らないでいる権利、および独りでいる権利に盲目的であってはならない。そのためには患者の主観を考慮に入れる必要がある。

患者の主観を尊重するための方法として、パラレル・チャートなどの方法がすぐ思い浮かぶが、ここでは、日常の臨床にそれほど手間をかけずに導入できる簡単な方法を紹介しておこう。それは、ＳＯＡＰ形式のカルテのＳ欄に、患者が語った言葉で聞き手の心に残った言葉を、そのまま一行でも二行でもいいので書いておくことである。書き込まれる内容ももちろん大切だが、語りを書き留めておこうという意識そのものが聞き方を変える。その際、こちらが放った言葉も添えておくとより良い。簡単な例で言えば、「痛いですか?」と尋ねられて「痛みがあります」と答える場合と、自発的に「痛いです」と言われた場合には、その意味合いが大きく異なってくるからだ。

こうして書き留めておいた患者の語りを、ある程度時間が経過した時に振り返ることで、語りが聞き手の中にさらに入ってくるようになる。振り返りをしなければ、そのまま記憶は薄れて忘却の彼方へと消えてしまう。全例を振り返ることはできなくとも、折に触れて振り返ることを続けていると、「当事者」の視点が視野に入ってくる。私は、2年ほど前から、毎週行っている緩和ケアチームのカンファレンスをこのような振り返りの機会にした。時間は1時間程度、発表者には30分程度の時間をめどに自分が取り上げたい一例を発表してもらうのだが、発表の形式は、カルテに書かれているSをつなげて経時的にたどれるようにまとめてもらう(もちろん、最低限の身体面の情報も添えながらではあるが)。A4で4、5枚の資料を用意して30分程度の時間をかけて発表してもらい、残りの30分くらいで、皆で自由に感想を言い合うという形式にしているが、各人が自分の実践を振り返る良い機会になっている。

このスタイルで報告された事例を聞いたある研修医は開口一番「衝撃でした」と言った。それは、一人の人の経過を丁寧にたどるという機会がほとんどないからだという。目の前の患者に対応すべく、さまざまな鑑別診断を思い浮かべ診断を明確にしたり処置をしたりという訓練は受けている。しかし、その患者が、治療の経過でどのような経過をたどり、どのような形で退院したり亡くなったりしていくかということを見る機会はほとんどない。一例であっても、そのように時間軸に沿って治療の経過を丁寧にたどるということを経験すれば、患者を見る目が違ってくる。いうなれば、自分の医療行為を、少し離れたところから時間軸に沿って見つめるという、メタな視点を持てるようになるのである。

4.5　客観と主観を同時に尊重する

主観を尊重するための一例として、カルテを語りに基づく記録にして、それを振り返るということを挙げてみた。主観と客観を同時に尊重するというのは、物事を適切に理解するためには不可欠の姿勢だと思うのだが、医学、医療の中で、特にエビデンスの時代において、この姿勢を保つことは至難の業である。さらに脱線することになるが、その道がどれほど難しいものであるかを示す、サックスのエピソードを紹介しておきたい。映画『レナードの朝』で有名になった神経科医オリヴァー・サックスは、神経疾患の患者の体験に主眼を置いた著書を数多く執筆し、その多くが日本語にも翻訳されていて、日本にも多くのファンがいる。ところがサックスに対する神経科学者の評価は厳しいものであったことを、南アフリカの精神分析家にして脳科学者のマーク・ソームズが紹介している。

主観的な視点を考慮に入れた人は、まともな神経科学者には相手にされませんでした。〔オリヴァー・〕サックスの出版物が同僚たちから広く嘲笑されていたことをどれだけの人が知っているかはわかりません。あるコメンテーターは、サックスを「患者を文学とまちがえた男」〔サックスの著書『妻を帽子とまちがえた男』を揶揄した表現）と呼んだほどです。

（Solms, 2021）

サックスはこれに深く傷ついたという。しかし「まともな神経科学者」がとっていた客観至上主義がどれほど危ないものであるかをソームズは著書の中で指摘することも忘れていない。そもそも、ソームズは、REM睡眠が夢見の神経学的メカニズムと等しいとの前提で提唱されていたハーバード大学、アラン・ホブソンらの「活性化統合仮説」が誤りであることを明らかにして脚光を浴びることになった（今なお、REM睡眠と夢見は等しいと考えておられる方もいらっしゃるかもしれないが、夢見とREM睡眠とは別のメカニズムであることが明らかになっている）のだが、それを可能にしたのが、主観と客観とを同等に尊重するという姿勢であったのだ。

対照的に、私は（フロイトやサックスのように）、患者の内省的な報告を非常に重要視しています。そうすることで、夢を見ることとレム睡眠を混同するような誤りを避けたいと思っているのです。

（Solms, 2021）

主観を徹底的に排した行動主義がどんな誤りを犯してしまったか、客観を至上のものとする神経学的アプローチが、「大脳皮質論」の誤謬に気づかず、医療倫理的に重大な問題を引き起こしてしまっていることにさえ気づかずにいるとしたら、純粋に客観的な態度を貫くことの弊害を医科学は、もっと考えるべきではなかろうか（大脳皮質論とは、意識が大脳皮質から生まれるとする脳科学では常識とされてきた説であるが、これが誤っていることをソームズは同書で論じている）。大脳皮質論の誤謬は、たとえば、水無脳症の子どもに対して非人間的な対応をとっても構わないとする根拠を与えてしまってきたのである。ここまでくると、重大な医療倫理の問題になってくる。

客観と実証を重んじる科学的な精神が医学に進歩をもたらしたことは確かであり、その意義を否定するつもりはない。しかし、そこに患者の主観を重視するための方法論を組み込まなければ、がん医療も「大脳皮質論の誤謬」と同じような誤りを犯す危険がある。少し話が大きくなってしまったが、「謎」という用語は、「秘密」を外から眺めるだけでは浮かんでこない。患者の主観的な体験を尊重する中で初めて浮かび上がってくる用語である。『ウェクスラー家の選択』を栞にがん医療を考えていくという本書の試みには、風呂敷を広げるなら、客観性を重視する医科学的なアプローチを補う道を探るという意味が込められている、と私は思う。

4.6　疾患特異性と疾患非特異性

ところで、がん医療における嘘と秘密を考える上で、謎というキーワードを導入するとしても、「嘘」も「秘密」も「謎」も、がんやハンチントン病に限定されるワードではない。これはハンチントン病における「舞踏様の不随意運動」や「特定の遺伝子異常」とは対照的である。これらは疾患特異性が高く、診断の手がかりとなるのに対し、たとえば「嘘」といった問題は、多かれ少なかれ、全ての疾患で問題となり得ることであり、いわば疾患非特異的なテーマである。医学はどうしても疾患特異的な症状や異常を重視し、そちらに目を向けてしまう。しかし、医療をより良いものにしていくためには、疾患非特異的な症状や問題にも目を配る必要がある。体の症状を例に挙げれば、睡眠と食事は、疾患にかかわらず、体調を整えていく上で大切になってくる部分である。血圧、心拍数、呼吸数、体温などは、疾患特異性は低いが、治療におけるその重要性は広く認められている。

精神症状では、疾患特異性と非特異性の境界は明確ではないかもしれない。たとえば「うつ」は「大うつ病」に特異的な症状である、とはいえない。誰もが多かれ少なかれ抑うつ気分を経験するからである。そこで、診断を明確にするために、精神医学は症状の束を診断の根拠に据えるという立場を採用している。それぞれの症状は疾患非特異的であっても、それらが複数同時に存在するようになってくると疾患特異的になってくるとの立場をとっているのである。この姿勢は、症状の組み合わせから特異性を拾い上げるという方向に見る者の目を誘うので、疾患非特異的なそれぞれの症状の意味を掘り下げることは疎かになりがちである。精神医学が、患者の精神的な側面、主観的な側面を尊重するのであれば、疾患特異的な症状に注目するだけでなく、語りそのものを丸ごと尊重するということにもっと焦点が当てられてもよいように思うのだが、そうなっていないのは、疾患特異的な症状を客観的に評価することに重きが置かれているからであろう。精神医学の中から本書で論じるような議論が出てきにくいのもそうしたことが関係していると思う。

4.7　疾患非特異的な治療の力

治療的なアプローチにおいても、疾患特異的な治療法を探し求め、それを処方するというスタンスが全面に出やすい。しかし、治療をそのような側面に限定してしまうこともまた治療の幅を自ら狭めてしまうことになる。治療の力は必ずしも疾患特異的なものにだけあるわけではないのである。ここでは、ＨＤに関連するそのようなエピソードを紹介して本章の締めくくりとしよう。ＨＤ周辺には興味深いエピソードが溢れている。

米国のシンガー・ソングライター、ナタリー・マーチャントがアメリカハンチントン協会主催の祝賀会で原因遺伝子を同定した研究者から聞かされた小児科病棟でのエピソード。彼女はこう書いている。

ウディ・ガスリーはハンチントン病で亡くなったので、遺族によってその治療研究基金のための協会が設立されました。私はある年、その慈善晩餐会で、その年のアワードを授与する役をまかされました。受賞者は、ハンチントン病を引き起こす遺伝子を同定した研究者でしたが、受賞スピーチで彼はこう話しました。「近代医学の進歩にも拘らず、治癒過程にはまだまだ神秘的で強力なところがあって、誰もそれを理解できないし測定することさえできない。見たところ絶望的な患者が何年も生き残るかと思えば、ずっと軽い病気であるはずの患者が数カ月で命を落とすのを見てきた」と。彼は、愛情とか笑いとか音楽がなぜ癒しの力を持っているのか誰も説明できないのに、実際にその力があるとも言いました。そして、私の“Wonder”の歌詞を引用したのです。それが、病気の子どものベッドサイドにテープで留めてあるのを見たと。彼の働いていた子ども病院の看護師が「それはその子の応援歌なの」と言ったそうです。私は、彼の返礼にぼう然として、彼の発言にこころを強く動かされました。そんなに役に立つことができて、私はとても幸せでした。

(Merchant, 2006／拙訳)

他にも、R・J・パラシオが夜のラジオから流れてきたその「ワンダー」から同名の小説を書き上げたこと、さらにはウディ・ガスリーの3000を超える未発表歌詞から47だけ曲をつけてまとめたアルバム『マーメイド・アベニュー』で娘が紹介したガスリーの言葉、「音楽が言葉であり、人々が歌であることを理解すれば、言葉に音楽を合わせることにコツというほどのものはない」など興味は尽きない。

間　奏

コラボレイティヴ・ライティングに馴染みの読者は少ないのではなかろうか。その名の通り、複数名の書き手が協働して一つの論考なり著作にまとめ上げることだが、その形や作業分担過程はさまざまである。ちなみに、編者が何人かの執筆者に各章を依頼してまとめた従来の「共著本」は、これには該当しない。

本書では、K・60（小森）の「DNA時代のがん医療を航海する」（旧題）なる大仰なタイトルの原稿（本書第3章と同タイトルで『家族療法研究』第38巻第3号所収）がその種となった。出来上がりの書物は一切イメージせずに、K・66（岸本）がA4で10枚のそのK・60原稿をあたかも自分の原稿を推敲するように上書きして20枚にする。それを同様にK・60が30枚にする。以下同様で、尽きたら脱稿ということにした。冗談ながら目指したのは、医学界の藤子不二雄、ドゥルーズ・ガタリである。

これだけの説明を読まれて、読者はどんなことをお感じになるのか？　面白そうだが、他人の原稿を「あたかも自分の原稿を推敲するように上書きする」のは、それなりに負荷がかかるに違いないともお考えになるだろう。そして、お互いを余程知悉していないとそんな作業は無理だろうとも。それについては一言――私たちは実はこれまで3回しか会ったことがない。『N：ナラティヴとケア』（遠見書房、２０１４）の打ち合わせ、立命館大学でのリタ・シャロン講演会の打ち上げ、そしてK・66の岐阜出張に合わせ名古屋駅で昼に一緒にパンケーキを食べたこと。そのあたりをこの隙間で表現してみたいと思った。

2021・9・7

実は、今日、先生が夢に出てきました。山の中の宿屋のようなところで山中〔康裕〕先生の研究会があって、まだ朝だったと思いますが、宿の周りを散歩していると、向こうから先生が自転車を押して近づいてこられ、ちょうど散歩をしていた山中先生とでくわし（超シンクロ力のあるお二人の邂逅！　と思いながら見ていました）、そのまま会場へ（畳の部屋）。先生は山中先生にお土産の小さな人形（紙を細長く丸めて作った紐をうまく組み合わせて作られた人形で、傘をさして踊りを踊っている感じの姿でした）を手渡され、着席したところ、私と目があって、お互い足を伸ばして挨拶がわりのタッチ（行儀が悪い）。先生とこれから一緒に作業をするぞ！　という感じのところで目が覚めました。最近あまり夢を見ていなかったのですが、印象に残る夢でした。

K・66

9・7

山の中での山中先生の研究会、そこで畳の部屋に私が登場するのは、昨日お読みいただいた『彩雪に舞う・・・』（楠、1972）のせいかと思いましたが。実は私も今朝、かなり印象的な夢を見て、10年日記にメモしました。前半は今やすでに失念、後半は高校時代の友達が訪ねてくるのだけれど、煙草を吸うところで偽物と発覚するそれだけのもの。でも妙にリアルで。彼は北海道で音楽やって生きて行くと言っていましたが、もう20年は会っていない。と書いてググったらなんとHPを発見。新譜も出して元気そうだ。その友にメールするとすぐに返信、「最近、僕の偽物があちこちに顔を出すようで困っています。でも、煙草を吸うというのは初耳。(笑)」

K・60

9・8

昨日の夢の話の続きですが、私の第一の夢は、こんなものでした。留学仲間のシュテファンの研究所がなぜか室内装飾をジャパニーズスタイルに一新し、日本特集のようなセミナーをするというので、いつもの四年に一度の感じで呼ばれて、私は落語を始めている。当然、そんな芸はないわけだが、着物を着て、一人前の噺家の身振り。話し出すとなんとなくコツがわかってきて、ああ、これは昔、娘相手にやっていたぬいぐるみごっこでいいのだと安心し、目が醒める。

ところで、先生の夢にはコラボレイティヴ・ライティングの体験が深く影響しているのではないだろうか。具体的に言えば、先生の書いた第二章のポリポーシス症例を半分にしてしまうような人間は、この世には山中先生と私しかいないのではないか。山中先生はもちろんいいとして、いつのまにか私がそのような人間として、いわば土足で先生の部屋に上がってきた、それはやはりショックなことだったのではないかと思うのです。これは、私が先生の立場であっても同じことです。いつの頃からか一人前扱いされて、よもや原稿を真っ赤にするような人間はいないと。

私が山中先生に渡す、こよりの人形も面白いですよね、きっと、あれは、原稿用紙、といっても古文書的なごく薄いものに自分が筆で何か書いている、その時にふと思いついて、手土産が何もないことに、それで即興で作ったものでしょう。下手すると、書き損じの紙か、古文書を適当にちぎってこよりにしたのかもしれない。それなら、『彩雪に舞う・・・』。

『彩雪に舞う・・・』の冒頭、まるでイザベルバードが旅した明治の陸奥のような懐かしさ、なのに、次のコマでは、家が立ち並んでいて、そこが田舎ではなく、町であることがわかり、それはかなり意外な驚きで物語が動き出す。自転車を押してやってくるという私も実にリアルであります。

そこで思うのは、このようなコラボレイティヴ・ライティングの体験は「間奏曲」に書くべきだろうということ。この夢がそのようなものであるとするなら、先生がこの夢の記載からはじめられるのがいいのではないかと思いますが、いかがですか。そこでは、私たちの関係性、具体的に言うなら、コラボライトする際に各々が貢献する資質が全く違うことを実に象徴的にかつ具体的に明らかにできると思うのです。先生は深く、私は広く、先生は垂直に、私は水平にと言えば、単純に過ぎるかもしれませんが、あながち間違っていないかと。この件に関して言えば、福井岳郎との再会など、先生がいつもシンクロ力と評される私の特性がそこにある。そもそも『彩雪に舞う・・・』などPDFで送りつけたこと自体がそれでしょうし。

これは、読者に対するコラボライトの脱構築でもあります。もちろん、本書の14のヴァージョンを全てどこかHPででも公開すれば、それは明らかですが、そんなものに興味のある人は余程の人で、それでも、どんな風にコラボがなされるのか、本当にどのくらいの上書きがなされるのかは、興味の湧くところだと思います。〔遠見書房の〕山内さんがすでにそこに興味を抱かれていますからね。『家族療法研究』の編集長を八年もやって思ったのは、研究論文の物足りなさですね。報告の物足りなさであって、症例の物足りなさではありません。だから、あれも査読者が査読じゃなくて、コラボライトしてしまえば、結構、読めるものになるはずだと今なら思うのです。

では、また。

K・60

9・8

先生は広くて深いですよ。でも水平性と垂直性とがうまくバランスをとっているというのはそうかなと思いますね。間奏曲に夢を、というのはいいアイディアです!!　入れましょう。

先生の私の夢へのコメントも、頷くことばかりです。人形の連想もすごいですね。先生の夢でも、ウィーンまで出かけられ（水平方向?）、そこで日本の「落」語（垂直方向?）を始め（何語で落語をされていたかが気になるところですが）、着物を着て、ぬいぐるみごっこでいいのだとコツを掴む、ということで、丸腰で外国に出向くような経験をされていて、先生の方もコラボライトの体験が影響しているでしょうか。

事例を半分にしていただいたのは確かにショックであったと同時に、どこかで期待していたところもあったかと思います。分量的に多いなと思いつつ、自分では削れなかったので。おっしゃるようにこの歳になってくると、自分の原稿に朱が入る経験をすることは少なくなりますから・・・ともあれ、最初はコラボライトが何かもわからないまま始めましたが、要領がわかってくると楽しくなり、今はどきどき・わくわくしながら次の稿を待っている感じですね。

「先生の書いた第二章のポリポーシス症例を半分にしてしまうような人間は、この世に山中先生と私しかいないのではないか」の件を読んで連想したのは、実は、私が山中先生の著作集を編集した時、出版社からも言われて、分量の関係でどうしても減らさざるを得なくて、恐れ多くも山中先生の芥川論文を半分とまでは言いませんが結構トリミングしたのです。この論文は同じ頃（編集作業をしていた時）に出た別の単行本にオリジナル論文がカットされずに掲載されていたということもあって、山中先生に縮減することをお願いし、了承していただきました。その時、実は、元のオリジナルと思っていた論文も、先生が最初に書かれた論文が半分以下に削られ、それがショックだったと伺いました（大学の紀要論文だったのですが、上司の先生に文字通り原稿に鋏を入れられて削られたそうです。それで、最初の原稿が残っていないのだとか）。それをさらに削ってしまったわけで・・・。山中先生は快くお認めくださいましたが。

でも、コラボライトは誰とコラボするかもすごく重要ですね。

K・66

第2部

がん医療における嘘と秘密

第5章

病名告知と余命告知

5.1　病名告知

遺伝診療において、保存的治療はできても原因療法のない遺伝疾患の診断のための検査や結果の告知は、非常に慎重になされている。遺伝カウンセラーによる心理面への配慮が診療の不可欠な一部として組み込まれていること自体、遺伝診療においては、謎から秘密への移行が今なお重要な問題であることの証だ。では、がん医療ではどうか。

5-1-1　何が秘密か？

私が医師になった時代はまだ病名告知は一般的ではなかった。患者には「胃がん」という病名の代わりに「胃潰瘍」と告げたり、「白血病」という病名を「骨髄不全症」というオブラートに包んだ病名に置き換えて伝えたりしていた。「白血病」という「真実」は患者には「秘密」にされ、医療者は、患者に対して「嘘」をついているのではないかと葛藤を感じたりすることも少なくなかった。病名を明らかにするか、秘密にするかは、診療を進める上で考慮し検討すべき事柄の一つであった。がんという診断を伝えないことは公然の秘密であった。病名告知が不問に付されていた時代と言えよう。

しかし、現在では、状況は反転した。がんは必ずしも不治の病ではないとの認識が社会的に共有されるようになり、病名告知を受けずにがん治療をすることは考えられない時代になった。高齢者の進行がんで家族の強い希望によって病名が告知されない場合がないわけではないが、基本的には病名を伝えることが当然と認識されるようになり、医療者ががんという病名を伝えることに葛藤を抱くことはなくなった。少なくとも、がんという病名は、「秘密」ではなくなったといえよう。

告知の問題を、一般論からトップダウン式に考えると、告知をめぐる秘密はがん医療ではもはやあまり問題とはなっていないように見える。少なくとも、医療者の側に、特に医師の側に、告知に対する抵抗感がほとんどなくなった。医療者側からすると、種々の検査を行い、診断を確定し、がん種によっては遺伝子レベルの異常まで検出できるようになり、さらにはその異常をターゲットにした特異的な治療まで可能となってきた。また、多くのがんにおいて、そのステージによる五年生存率や治療への効果のデータも蓄積され、がん種ごとに標準治療が定められた時代になっている。治療医の立場からすれば、○○がん、ステージ△、治療の奏功率は□%で、五年生存率は＊%といったようにある程度先のことまで見通すことができ、謎はどんどん少なくなっているようにみえる。ただし、これらのデータは、多数を対象とした統計学的なデータに基づくものであり、目の前の患者がどういう転帰をたどることになるかはわからないままである。では、個別の臨床が不確実性に満ちていることを医療者はどのように認識しているのか。

患者の側からするとどうであろう。緩和ケアチームとして診療している私自身の経験からは、今なお、「健診の結果を聞きに行ったら、いきなり『がんですから大きい病院に紹介します』と言われてショックを受けました。いくら治る時代になったとはいえ、患者の気持ちに対して、もう少し配慮していただくということはできないのでしょうかね」といった類の話を耳にすることは少なくない。一方、大抵「どうして私ががんになったのでしょうか」「何か悪いことをしたからでしょうか」と問われるものだ。病名を伝えられ、秘密はなくなったかもしれないが、「謎」は残っているのである。『ウェクスラー家の選択』をみてきた我々は、「謎」という用語がピンとくるであろう。患者からすると、自分はこれから先どうなるのか、いったいどうしてこんなことになったのか、といった疑問が次々と湧いてきて、いろいろと考えてしまうことになる。

このように、病名告知の場面一つ取り上げても、医療者からすると診断が確定して全てが明快になったように思っていても、患者からすると全くわからないことばかり、といったギャップが生じていることが少なくない。このギャップを浮き彫りにしてくれるキーワードの一つが「謎」という言葉だと思う。しかし、患者が「謎」と考えていることを尊重するには、先に述べた主観と客観を同時に尊重する方法を意識する必要がある。医学的な観点だけでは「謎」に迫ることはできない。

5-1-2　クライアントは何を、家族の誰に隠しているのか?

病名告知を家族全員が同時に受ける場合には秘密は生じないが、家族成員全員が揃って病状説明を受けることはそれほど多くないだろうから、家族の中で患者の病気の理解には自ずと違いが生じてくる。家族の誰かが病気のことを知らないということもないわけではない。そもそも家族の定義が曖昧である。一般に同居中の家族は家族と呼ばれるが、患者の親はどうか、配偶者の親はどうか、きょうだいはどうかとなると、ばらつきは増す。医師から患者に伝えられた情報が共有される範囲が患者とその他の家族成員との関係に影響されることは、容易に想像される。関係が良くないからと親や兄弟にがんの診断はまだ伝えていないと言われる方はいる。家族関係が悪くなくても、不安が強い家族成員に対しては、心配をかけたくないからと病気のことは話さない方もいる。子どもは、同居していない場合、伝えられていないことがあるし、小学生以下だと病名を伏せることもある。

また病名告知の場合、この問いを反転して「家族はクライアントに何を隠しているのか?」と問うておくことも意味がある。病名が告知された以上、家族は少しでも「前向きに」クライアントが治療に勤しんでくれることを期待する。そのためにはネガティヴな情報を排除する（ないし遠ざける）戦略に出ることが多いからである。そこで、たとえば、病名は伝えてもいいが、「治らないということは言わないでください」とか「余命は言わないでください」との要望がなされることは少なくない。余命についてはこの後で項を改めて論じることにしよう。

5-1-3　秘密は家族内で共有されるべきなのか？

「親に心配をかけたくないから、がんと診断されたことはまだ伝えていない」と言われた時、この秘密は家族内で共有されるべきだろうか。原則的には共有されるのが望ましいと誰もが考えるだろう。しかし、個々の事情はさまざまである。つい最近、緩和ケアチームに紹介があった腎がんの患者も、親にはまだ病名を伝えていないと言われていた。聞くと、父親が非常に心配性で、仕事で海外旅行に行くと伝えるだけでも何も手につかなくなって体調を壊してしまうほどなので、何事もあらかじめ伝えることはやめて、事後に連絡するようにしているとのことだった。それで今回も、手術がうまくいけば治ると言われているので、治ってから伝えるつもりだと言われていた。あるいは、受験を控えた子どもに負担をかけたくないから、受験が終わってから伝えると言われた患者もいる。個々の事情がわかってくると、病状が許すのであれば、適切な時期が来るまでは病名を伏せておくという選択肢も、あながち間違いとは言えないように感じられる。

難しいのは、病名を共有するといっても、多くはそれだけではすまず、病気はどのくらい進んでいるのか、治る可能性はあるのか、どんな治療になるのかといった情報も合わせて伝えなければならないことである。しかし、これらの理解も千差万別であり、クライアントがどの程度、正確に把握しているのかが問題になる。特に、病気が進行している場合、頭の中が真っ白になってしまい、医療者からの説明がほとんど記憶に残っていないということも多い。

この中で特に理解が難しいのが「ステージ分類」なので、ここで取り上げておこう。これは十中八九誤解されているといってもいい臨床概念である。クライアントも家族もこれを時間分類だと理解している。こう言われてピンとこない医療者も実は多いのではないだろうか。時間分類でなければ何か？　答えは空間分類である。これは診断時にがんがどこまで広がっていたか、その空間的広がりを4つに分類したものなのだから。一方、これまで私の出会ったクライアントは全員、時間分類と捉えている。つまり、がん細胞が一つ生まれてから自分が死ぬまでを4つの時期に分けたもののように感じている。であれば、ステージⅣと言われて絶望的にならない人がいようか。このことを医師は説明できない。空間分類と時間分類という対概念が頭の中にないからである。言われて気づくようでは、患者に説明できるはずがない。これは情報提供の技術ではなく、想像力の問題である。当然、人はステージⅣを（終）末期と誤解する。これこそ時間分類である。時間の経過とともに、がんはステージⅠからⅡ、Ⅲを経てⅣに至り、ついには死を迎えるという軌跡を思い描いてしまうのである。

なぜこのような誤解が起きやすいかと言うと、ステージ分類が、患者向け情報提供コーナーでは五年生存率とセットになって提示されているからである。ステージの数が増えるに連れて、五年生存率は低い値を示す。これでは、カウントダウンと思われても当たり前である。もちろん、五年生存率がステージⅠにおいても100％ではないこと、ステージⅣでも0％ではないことには目が向かない。ステージⅣであれ、薬物療法によりがんが消えることがあるのは奇跡ではなく薬剤が有効であった証である。

くどいようだが、ステージ分類は診断時にしか用いられない。これは治療戦略を立てるための分類であって、病気の進行を段階的に表現したものではない（ステージという名前も誤解を生むことに貢献してしまっているのだが）。もちろん時間が進めば病気も空間的に広がっていくことが多いので、治療をしなければ、つまり診断前にはステージが潜行している。しかし、治療が奏功してステージⅢがステージⅠになりましたというようなことは言われない。それは、繰り返しになるが、ステージ分類が病気の進行のための分類ではなく、診断時に治療戦略を立てるための分類だからである。これも曖昧にされていることの一つだ。再発時に「じゃあ、私はステージⅣなんですね」と言うクライアントは多い。実際、それを苦にして自殺した患者さんがいる。かつて、「がん」という病名が持っていた悲劇的な響きを、現在では「ステージⅣ」という言葉が担っているかのようである。

ちなみに、悪性リンパ腫では、とくに非ホジキン悪性リンパ腫では、ずいぶん以前から、ステージ分類は治療的には意味がないとされていた。ステージⅣであっても、抗がん剤治療により治癒に持ち込める可能性がかなりあるからだ。治療戦略を立てる上では、ステージよりもむしろ、悪性リンパ腫の細分類の方が重要であり、わざわざステージを伝えることはほとんどなかった。現在では分子標的薬や免疫チェックポイント阻害薬の登場により、多くのがんでこれと似たような状況が生まれつつある。つまり、たとえばステージⅣであっても、特定の遺伝子異常が検出され、それを標的とする適合した抗がん剤があれば、治療成績が格段に上がる可能性が出てきている。ただし、ここにもまた、遺伝と遺伝子という、正確に理解をするのが難しい概念が登場することになる。

ともあれ、現在の病名告知における秘密は共有されるべきものというより、「木を見て森を見ず」となりやすい患者・家族向けの適切な情報提供にすげかえられているとの認識を頭の片隅に置いておきたい。

5-1-4　支援者は秘密を守るべきか、共有を目指すべきか？

となると、この問いも自然、支援者が秘密を守るべきか、共有を目指すべきかという疑問ではなく、診断・治療に必要な理解をどのように精錬できるかということになる。

5-1-5　支援者は守秘義務を遵守しつつ、どのように秘密に対処するのか？

5-1-4と同様、ここでも、がん教育の必要性がもっと注目されるべきだと思う。患者への情報提供はあまりに医学的なものに偏っている。医学総論的な理解がないところでそれを行なっても、情報は微に入り細に入りとなり、最初のボタンのかけ違いによって医師との間で大きな誤解、不信を生みかねない。

5-1-6　病名告知は当然のことか？

本章の冒頭で述べたように、私が医師になった時代はまだ病名告知は一般的ではなかった。いつから告知が当たり前に行われるようになったのだろうか。1990年の前後の厚生労働省による全国遺族調査をみると、当時のがん告知率は15%前後だったが、がん対策基本法が策定された2007年には65・7%、院内がん登録全国集計が始まった2016年には告知率は94%に達した。このようにおよそ2000年の前後10年間でがんの告知をめぐる状況は一変した。

この変化の背景には、がん対策にかかる政策の整備だけでなく、世論の変化や治療の進歩など複数の要因が絡んでいると思われる。裁判でも大きな変化があった。がんの告知に関する初の最高裁判決は1995

年で、この時、告知は「医師の裁量の範囲内」とされたが、２００２年に最高裁は別の訴訟で、「医師は患者家族への告知を検討する義務がある」とする判断を下し、告知に対する医師の姿勢にも少なからぬ影響を与えたと思われる。

私も基本的には病名は本人に伝えた方がよいと考えていたので、１９９０年代前半、まだ告知がそれほど一般的ではない時代であったが、できるだけ伝えたいと考えていた。しかし、私が主治医として最初に白血病を告知した30代の男性は、病名告知の後から、魂が抜けたような表情になり、初回寛解導入の治療中に重症の肺炎を合併してそのまま亡くなられた。もし、病名を伏せて治療していたら、肺炎を起こさずに済んだのではないかという思いが拭えなかった。21世紀に入り、緩和ケア病棟で勤務し始めた頃、緩和ケア病棟の入棟基準に本人が病名を知っていることという項目があり、未告知の状態では緩和ケア病棟に入ることができなかったため、緩和ケア病棟への入棟を申し込むために、それまで未告知だった患者に告知されるという事態も生じていた。そのような患者の多くは、緩和ケア外来を受診する時には強く落ち込んでいるか、表面的には平静を装っていても、入院されると強い混乱（せん妄）などを生じるか、病状が急に悪化して亡くなられるということも少なくなかった。主治医からは、もう少し予後があると思っていたのですがと、言われることもよくあった。

緩和ケア病棟に入院して急変しても、その背後に告知の影響があると考えられることはないだろう。そういう視点を持っていないと、病状の進行とみなされかねない。このような状況を見るにつけ、告知をするのがいいとは一概には言えないと考えるようになった。問題は告知をするか否かではなく、今の状態をどう一緒に進んでいくかであり、その姿勢がないままに告知をしても、ダメージを残すだけということになりかねない。

5.2　余命告知

がん医療において、診断告知に関しては秘密にすることはごく稀になったが、再発や余命を伝えることについては、依然として秘密がテーマとなる場面は少なくない。なぜなら、がんが再発して見通しが厳しくなってくると、治癒を目指した治療は断念せざるを得なくなり、西洋医学が助けとなる部分が少なくなり、患者に悪い知らせを伝えなければならなくなるからである。そのような状況で医療者の口が重くなるのも無理はない。とはいえ、再発の場合、時間とともに病状は進んでいくので、病状や今後の見通しについてはある程度伝えざるを得なくなる。「余命」については、さらに複雑な問題があるので本節で取り上げて考えることにしよう。

5-2-1　何が秘密か?

ここで「余命」を取り上げるのは、「余命」を伝えることは強い衝撃を残す可能性があり、また「余命」をめぐる誤解も深刻だと思われるからである。

医療ドラマ全盛の今日、主人公の若き医師が苦悩をたたえた眼差しで患者に「余命半年です」と告げる場面に一般の人たちは慣らされ過ぎているのか、自分がそのような状況に至ったと思われる時、そのような言葉を予期する。実際、どの程度予後告知がなされると思われているのであろう。
少し前の調査になるが、緩和ケア科の初診外来に紹介されてきた患者２４８名の後方視的調査では、「３カ月」や「半年」といった数字断定的な余命告知は１０６名（43％）、「半年から一年」といった「幅をもつ数字」の言い方での余命告知は52名（21％）、「聞いていない」が46名（19％）であったという（西ら、２０１６）。ただし、告知を受けた対象については、家族のみが受けたことが明らかな例が58名（23％）、患者本人が受けたことが明らかな例が72名（29％）、残る１１８名（48％）についてははっきりしなかった。したがって、少なくとも3割程度の患者は、数字断定的に、もしくは幅をもつ数字で余命告知を受けていたことがわかる。調査期間は２０１３年から２０１６年なので、現在はその割合はさらに増えているかもしれない。がん遺伝子パネル検査は数カ月の予後が見込める患者でなければ保険診療の適応とならないからである。

この数字を多いと見るか、少ないと見るかは意見が分かれるかもしれない。がん告知の内容が「未告知」「病名告知」「病状告知」「予後告知」と進むほど、患者の病状認識度が良好となり、患者・家族－医療者間の良好なコミュニケーションにつながるという報告もある（中島ら、２００６）。これに後押しされてかどうかはわからないが、積極的に予後告知を進めたいと考える医療者も少なくないように見受けられる。しかし、私はそう単純な話ではないと思う。

何が秘密か、という本節の問いに対しては「余命」が何を意味するか、そして、その根拠は何なのかということを考える必要がある。科学的な根拠に基づいて「余命」を予測しようと思えば、化学療法や手術などの治療法の効果を検証した生存曲線を参照することになる。しかし、この場合、あくまでも統計的にしか予測することができず、その数値が意味するところを正確に理解するなら、「あと○カ月」とは言えない。この点について教訓的なエピソードを紹介しておく。

『ナラティブ・ベイスト・メディスン』(Greenhalgh & Hurwits eds., 1998) にスティーブン・ジェイ・グールドの「中央値は何も語らない」というエッセイがある。グールドはハーバード大学の進化生物学の教授でたくさんの著書があり、『ダーウィン以来』『パンダの親指』『ワンダフル・ライフ』など翻訳も出ているので、ご存知の方も多いだろう。そのグールドが40歳の時、腹膜中皮腫と診断された。手術から回復した後、化学療法を担当することになった主治医に「中皮腫について一番よい専門的な文献はありますか」と尋ねたところ、それ以外の質問には率直に答えてくれていた主治医が、「医学文献には読む価値のあることは何も書いてありません」とお茶を濁した。

そこでグールドは、自らハーバード大学の図書館へ行って悪性中皮腫の文献を調べた。そして、主治医がなぜあのような答えかたをしたのか悟ったという。文献から得られた情報は、残酷極まりないものだったからである。腹膜中皮腫に有効な治療法はなく、生命予後中央値は8カ月ということだった。

ここでグールドは本領を発揮する。計測、統計は彼の専門の一つだからである（グールドには『人間の測り間違い』という知能検査を論じた著書もある）。「予後の中央値が8カ月」とは私たちの常識的な言葉では何を意味するのだろうか。統計学の訓練を受けていない多くの人は、その文章を「私は恐らく8カ月のうちに死ぬだろう」と解釈すると思われる。まさにこの結論こそが、絶対に避けなければいけないものなのだ、とグールドは言う。その理由は二つある。一つは、このような公式化はそもそも誤りであるからであり、もう一つは、このような結論は闘病の姿勢に悪影響を与えるからである。

中央値とはデータを少ない順、もしくは多い順に並べた時の中央の値である。したがって予後中央値が8カ月とは、半数の人は8カ月を超えて生きるということを意味しており、それ以上でもそれ以下でもない。だから「私はおそらく8カ月のうちに死ぬだろう」は中央値の定義からしても誤りなのである。「余命」から謎を払拭することはできない。「未告知」「病名告知」「病状告知」「数字に幅のある予後告知」「数字限定的な予後告知」と進むほど、謎が減ると思われるかもしれないが、そう単純にはいかないのである。

5-2-2　余命は誰が誰に隠すのか?

本人が余命を聞きたくないという場合、秘密は残り、家族が「嘘」をつくことになっても、そのこと自体を問題とすべきではない。本人の願いを叶えるための努力だからである。しかし、家族の意向で本人には伝えないという方針が選ばれた場合、秘密を維持するための「嘘」や「沈黙」は問題となるだろう。

前者に近い状況として、余命についてかなり正確にクライアントが理解していても家族にそれを言わない場合がある。実は、これは昔、病名告知が行われていなかった時代と同じドラマが繰り広げられるのである。そのような記述で最も美しくかつ研ぎ澄まされているものを紹介しよう。シシリー・ソンダースである (Saunders, 1966)。

42歳の卵巣がんの終末期患者D夫人。半年前の開腹術時、すでに腹膜播種の状態だった。母と妹も同病で他界している。12歳と9歳の子どもがいて、夫は献身的だが、彼は妻が病いをどのように認識しているか知らずにいる。患者には「礼儀正しい距離感」がある。ホスピスへの入院2カ月後、ソンダースは、ようやく彼女から大切な問いを投げかけられる。

「先生、私が本当にお訊ねしたいのは・・・こんなにやせ衰えてしまったのに、子どもたちにまだ面会に来させるのは、よくないことではないのでしょうか？」

ここにあるのは、実にリアルな問いかけである。ソンダースは次のように返す。「あなたが微笑んでお話しになる時、それがあなたのお子さんのご覧になっているものだと思いますよ。そして、あなたのお加減が悪い時・・・その時は、ご主人がお子さんをお連れにならないでしょう」。こんな風に絶妙な応答はまずもってできない。実際、この応答に促されたかのようにして、さらに重要なことが明かされる。D夫人が診断と予後について知ったのは、術後に医者の立ち話を聞いたからであった、と。

「どこかでそれを夫に話すこともできたのですが、私がずっとそれを胸に納めてきたことを彼が知ってつらい思いをするのではないかと、とても怖かったのです」。

夫は夫で、妻にいつ余命について語るべきか思い悩んでいた。まさに二次災害である。そこで、ソンダースはこう答える。「愛に言葉は要らないのです。あなたがご主人とすでにそれを共有されているのはおわかりでしょうし、いつか気がついたらそれを話していたということになるかと思いますよ」。患者のこれまでの行いを肯定しつつ、解決を急かさない。そして、それは翌日に起こった。ついに言葉による共有がなされ、夫も心底、楽な気持ちになった。患者はその後9日間生きた。

このケースによって想起されるのは、O・ヘンリーの「賢者の贈り物」である。クリスマスの日、貧しい夫は自分の大切な懐中時計を質に入れて妻の長く美しい髪に似合う櫛をプレゼントにする。貧しい妻は自分の自慢の髪を売って夫の懐中時計にふさわしい金の鎖を買う。なんともチグハグな贈り物となってしまうわけであるが、そこにある愛情こそが賢者にふさわしいという短編である。

5-2-3　余命は共有されるべきなのか？

余命を伝えるべきか否か、というように問いを設定してしまうと、この問題に対する答えは個人の価値観ということに収束されてしまう。せっかく本書では「秘密と嘘」をテーマにしているのだから、この軸から考えてみよう。

その前に、患者から「(余命は）後どのくらいですか」と尋ねられた時、医師は何を根拠に答えようとするだろうか。もし客観的なデータに頼るとするならば、その疾患のステージ別の、あるいは治療法別の、全生存期間もしくは無病生存期間、無増悪生存期間が根拠とされるだろう。しかし、これらの期間が中央値であることを明確に意識できているだろうか。患者から「後どのくらいですか」と尋ねられたとき、「○がんのステージ△における全生存期間はおよそ6カ月である」というデータを思い浮かべ、「もちろん個人差はありますが、およそ6カ月くらいでしょうか」と伝えることが多いのではないか。こうなると、どれほど「個人差がある」ということを強調しても、「6カ月」という数値のインパクトに圧倒されて、「後6カ月」ということが刷り込まれ、カウントダウンが始まってしまう。こうして「予言の自己実現」が生じることになる。予言の自己実現とは、予言をした者（もしくは予言をされた者）が、その予言を信じて、それに沿った行動をすることで、実際にその予言が実現してしまうことを言う。余命○カ月は強い呪力を持つ言葉なので、予言の自己実現が生じやすい。数字限定的な余命告知を行う場合、その根拠が、生存曲線であれ、医師自身の経験に基づくものであれ、予言の自己実現の可能性を考えておくべきだろう。それが見えていないと、予測が的中したことに満足して終わりとなり、自分の行動がどのように患者に影響を与えているかは見えないままとなってしまう。

データを正確に伝えるのであれば、たとえば「半数の方は6カ月以上頑張られますが、それ以上のことはわかりません」というような言い方になるであろう。患者からすると「自分は後どのくらい生きられるのか」はわからないということになるので、「謎」は「謎」のまま残る。患者が、医師にはわかっているのに自分には伝えてくれないと受け止めた場合には、自分には本当のことが「秘密」にされていると感じられることになるから、「秘密」が浮上してくる。本人には余命が伝えられなくても家族には伝えられるという場合も多々ある。

余命を知りたがる患者はもちろん残り時間で何をするか考えるわけだが、その質については思いが及ばない。それを大きく左右するのは、命取りになる臓器である。ここに水を向けると患者は初耳だという顔をする。痛みが緩和されても、例えば肝がんと肺がんでは経過は大きく違う。前者では徐々にエネルギーを失われ横たわる時間が増えて眠るように死んでいくのに対し、後者は呼吸困難により運動が制限されるのは同じでも太い気管支に痰が詰まれば即座に昇天する。命取りにならない臓器にできたがんは、どこに転移するかで死にゆく過程は大きく異なる。

このように、「余命」をめぐっては、がん医療においても、秘密と謎が複雑に入り乱れて事態がもつれてしまいかねない。このような状況になってくると、患者は「痛い」「辛い」「しんどい」といった言葉でしか表現ができなくなり、その背後で「謎」や「秘密」が問題になっているということは見えなくなってしまう。このような状況に、どう対処すればよいのだろうか。

5-2-4　支援者は秘密を守るべきか、共有を目指すべきか？

本人が余命を聞きたくないという場合、本人の願いを叶えるために努力するのはいいとしても、家族の意向で本人には伝えないという方針が選ばれた場合、秘密を維持するための「嘘」や「沈黙」は問題となる。ここではさらにもう一歩踏み込んで考えておこう。グールドの考察がここでも参考になる。科学的根拠に基づく余命は中央値によって示されることを述べた。グールドはプラトンを持ち出して、多くの人は「中央値」を厳密な意味での「実在」とみなしている、つまり、中央値が実在であって、それ以外の値は「実在」を測定するときに生じる「変動」とみなしているが、実際には「中央値」そのものも「実在」ではなく「変動」であって、平均値も中央値も単なる抽象概念に過ぎない（この違いは認識論的には大きな違いであるが、ここではこれを指摘するにとどめておく）。グールドは腹膜中皮腫と診断され、余命８カ月という論文のデータを見つけた時、その短さに衝撃を受けながらも、「８カ月」の本質を、「実在」する中央値ではなく「変動」だと見抜いた。だからこそ、「中央値８カ月」に異なる意味を見出すことができたのである。そして、さまざまな他の要因を検討し、ありとあらゆるデータが、自分が8カ月より長く生きる半分に入ることを示しており、科学的に正しい推論を行うことで8カ月よりも長く生きることを確信したのであった。実際、グールドはその後20年間生きた。彼の命を奪ったのはがんだったが、腹膜中皮腫とは異なるがんだった。中央値が「実在」ではなく「変動」だとしたら、中央値で示される余命を伝えることは「真実」を伝えることとは言えなくなる。真実／嘘という軸を持ち込むことはそもそもできないのだ。中央値を実在と考えて告げてしまうことの方が嘘をつくことになるかもしれない、というのは言い過ぎだろうか。

こうなってくると、医療者が真実を知っていて患者にそれを伝えない場合に秘密が生まれる、という構図自体が成り立たなくなる。医療者も患者とともに謎の渦中に置かれているという認識があれば、秘密を守るべきか共有を目指すべきかではなく、大きな謎の中をどのように一緒に進んでいけばよいかという問いの方が重要になってくるだろう。

5-2-5　支援者は守秘義務を遵守しつつ、どのように秘密に対処するのか?

ここで一つの入り口となるのが、もう一つのキーワード、「沈黙」である(「秘密と嘘の周りには、「謎」と「沈黙」がある」)。「がんですか」という問いに沈黙で答えるのと、「あとどのくらいですか」と尋ねられて沈黙してしまうのとでは意味合いが異なることがヒントだ。

病理検査でがんという診断が確定した後、少なくとも病名は明白である。だから、「がんですか」という問いに沈黙で答えると、その沈黙は、嘘の代替物であったり、秘密を助長したり、謎を深めることになりやすい。

しかし、余命に関しては事情が異なる。根拠とすべきデータそのものが本質的に不確実性を避けられないものであるから、明確に答えることなど本当は誰にもできないのである。もしこの点を明確に意識しながら沈黙を保っていると、新たな展開が生じる可能性が生まれる。「あとどのくらいですか」という問いに対して、「医療者にもわからない」、と腰を据えた態度で臨んでいると、その言葉の背後にある思いが語られることもある。聞きたいという気持ちと、聞きたくないという気持ちとが並存していることも多い。今の苦しみがどのくらい続くのか、近々生まれる予定の孫の顔がみられるだろうか、など、その言葉に込められている思いはさまざまである。だから「〇カ月です」と答えてしまうと、本当に患者が聞きたいと思っていることには答えられないままになり、「謎」を残すことにもなる。

アリスが引用しているように「ただ一通りの沈黙があるのではなく、複数の形の沈黙がある」（フーコー）。沈黙を、新たな展開を産むための土台にするためには、「沈黙」の間にどのような相互作用が行われているかをみていくことが必要となる。

第6章

ウィッグとストマ

前章では、病名告知と余命告知という、がん医療において最も深刻な局面に絡む嘘と秘密について考えてきたが、ここでは、普段使いと言うべきか日々ついて回る事柄について考えてみよう。「見栄え」appearance の問題である。

見栄えと聞くと、私なぞはすぐに「人は見かけで決めてはならない」とか「人は中身で勝負だ」などという言説を思い浮かべるものの、実はこれこそ、がん患者の尊厳 dignity に最も大きな影響を及ぼす因子である（Chochinov et al., 2002）。これは、"ディグニティセラピー（Chochinov, et al., 2005; Chochinov, 2012）を考案したカナダの精神腫瘍医、ハーヴェイ・チョチノフらによる研究成果だ。人は、自分が見られたいように他人から見られていないとき、最も尊厳を奪われている。がんの終末期でガリガリに痩せた元ボディビルダーの若者がベッドサイドに、ほんの数年前の筋骨隆々とした自身の裸身を捉えた写真を飾っている。それを目の当たりにした時のハーヴェイの衝撃。余談だが、皆さんはボディビルダーを直にご覧になったことがおありだろうか。1980年代後半の沖縄・糸満、当時私はまだ20代で病棟看護師さんたちの結婚式に何度か招待してもらったが、小学校の体育館で両家三百名ほどが集まり弁当をつつく結婚式は、その出し物が半端ではない。妻のボディビルダー仲間で県内一番と表彰された若者が妻と並んで自慢の筋肉を見せる。歌謡曲を歌う人など一人もいない。それでは芸とはみなされない。その頃、小児科医として乗船した「少年の船」でもそのような子ども達の芸の深さ、多様性を目の当たりにした。「少年の船」では、行く先々の小学校で文化交流と称する交歓会が持たれるわけだが、地元の子ども達の通り一遍の演芸と比べて沖縄の子ども達の何とも深い技芸。内地の子ども達が可哀相になった。思わずの脱線。

6.1　ウィッグ

見栄え（最近はアピアランスと日本語にもなっている）の問題を象徴するものがカツラ（これも最近の呼称にしたがい、以下、ウィッグ）なので、一応章題を「ウィッグとストマ」としたが、乳がん患者の語りを取り上げるので、アピアランスに関わる問題として乳房喪失にも言及することをあらかじめお断りする。

6-1-1　何が秘密か

脱毛自体に謎はない。がん治療としての化学療法による副作用である。因果関係の明瞭な、出るべくして出る症状だ。抗がん剤の種類によって、ある程度脱毛が生じることが避けられない場合もあれば、脱毛の心配はあまりないとあらかじめ伝えることが可能な場合もある。急性白血病の治療の場合にはほぼ全ての髪の毛が抜けてしまうが、固形がんの治療では、脱毛の程度は薬の種類によってさまざまであるし、もちろん個人差もある。何気なく浴びたシャワーで髪を梳いた瞬間にごっそりタイルの床に髪の束が落ちてびっくりされることもあれば、少しずつ枕やベッドのシーツに抜け落ちた髪の毛が散在するようになる場合もある。抜けるとわかっていても、思わず息を飲み、黙り込み、言いようのない沈黙に我が身を包まれるという経験をされることも少なくない。それでも、同じような経験をしている患者や看護師などに励まされ、気持ちが落ち着いてくれれば、その顛末を面白おかしく語るといった心境になられることもある。ウィッグを注文しておいてよかったと胸をなでおろす人の数は少なくはないはずだ。

6-1-2　クライアントは何を、家族の誰に隠しているか?

家族に病気のことを隠して治療を受ける場合がないわけではないが、抗がん剤治療の開始は家族にも伝えられることが多いので、脱毛についても家族間で情報は共有されることが多いだろう。脱毛が外見に関わることであるため、この問いはむしろ、「家族の誰に隠すか」ということよりも、社会的な場で、つまり、クライアントと周囲の人々との間で問題になることが多いと思われる。そこで、ここから先は、乳がん女性を例にして書いていくことにする。たとえば、自分の子どものクラスメイトの親に対して、自分ががん患者であることを悟られないようにすることが最優先課題となる。極端な例では、自分ががんだと知れたら、子どもがいじめられやしないだろうかと思い悩む。それゆえの秘密である。そして、それを維持するための道具がウィッグである。

当然、子ども達には、母親のがんのことは他言してはならないと強く申し渡す。しかし、子ども（といっても、その年齢によって、この状況に対する反応は実にまちまちなのだが）は秘密を持ちこたえられない。どこかでほころびが出て、母親のがんは知れることになるものだ。それでも、それを知った子どもの友達の母親は、クライアントにがんの話などしない。知っていても知らないふりをする。当然である。そのような生き死にに関わる重い話を自分の子どものクラスメイトの親だからといって易々とできるものではない。結局、母親は、子どもからも秘密の漏洩について聞かされず、親同士の会話でも何も聞かされず、自分だけが秘密を維持していると思い込むことにもなりかねない。

先ほど、子どもは秘密を持ちこたえられないと書いたが、大人も同様である。だからこそ、乳がん患者の女性たちの一部はグループ療法に嬉々として集結する。私も4、5年ほど「かのこやすらぎ会」という乳がん初発グループを主催したが、それは正にそのような熱烈な歓迎ぶりであった。月一のミーティングに、お盆の帰省さえ早々に切り上げて集まるのである。そのグループでは、毎回ニューズレターとして各自の発言を記録した「かのこやすらぎ会通信」というアーカイヴスを作っていた。月一のミーティングの内容は通信にて郵送されメンバーの手元に残る。期間は一年。後にOG会が開かれると、私の記録を真似て誰かがそれを通信にするというのも面白い。その一部は、参加者の了解を得て愛知県がんセンターのHP内「アンチ・キャンサー・リーグ」で公開されている。そこから、まずはウィッグについてのコメントを紹介しよう。

『インディージョーンズ』を観てきました。ひとりで。そして、前からインパクトのあるカバーの写真が気になっていたけど読めなかった松井真知子さんの『アメリカで乳がんと生きる』を読み始めました。客観的に書かれているのに共感できる、素敵な本です。お勧めです。それから、診察でエコーをされていたときに「この傷は落ちるよ」と言われたので、スポンジでこすってみたら、もう1年たっているのに本当に落ちました。これまで傷を気にしていたわけではないのに、白い胸が戻って、不思議な感覚です。わたし、職場には内緒で3カ月休んだんです。それで皆、どうしてなのか聞きたかったみたいで。中に、すごく知りたがり屋の人がいて、もう1年3カ月もたっているのに、ある日、「ねえ、子宮?」と逃げようのない状況で聞いてきたんです。入院中はどうも、乳がんだって噂になっていたみたいです。復帰した日に（くやしくて、がんばってワイヤー入りのブラを使いました）すごく視線が胸に集中して、陰で「乳がんじゃなかった」と言われていたようです。結局、その日、乳がんだって言ったんですけど、はっきり言って、むかつきました。彼女は、わたしの髪がウィッグかどうか見ました。「胸は?」温存だよ。「近所の方がウィッグらしくて、ニット帽かぶってるんだよー」って、まるで珍しいもの、忌わしいものみたいに言ったんです。涙が出ました・・・今日、マドレーヌ焼いてきました！

（Vol.2 No.4 7/10/2008）

なんとも赤裸々な発言である。職場には乳がんのことを「秘密」にして3カ月休み、復帰した時、周囲からの視線の集中砲火を浴びた思いはいかほどであっただろう。察するに余りある。周囲は乳がんを疑っていたため視線は胸に集まったとのことだが、髪の毛にもきっと向かったに違いない。病を得てただでさえ周囲に対して敏感になっていることが多いので、視線の変化は痛いほど感じられたはずである。そして1年3カ月経ってから、逃げられない状況に追い込まれ、乳がんであることを明かす。秘密は暴かれた。さらに「胸は?」、「ウィッグ?」と心ない問いかけが追い討ちをかける。涙が出るのも当然である。秘密が暴かれたことは、その後この方にとってはどうだったのか、ということも気になる。そして、このコメントからわかるように、乳がんの場合、脱毛は乳房喪失と対になっている。

7月4日金曜に引っ越しでした。夫が休んで一緒にやるはずだったのに、研修が入って、私ひとりでやったのでぐったりです。疲れていると精神的にもダメで泣けてばかり。いつもなら聞き流せることもクヨクヨ悩んでしまって。月曜の診察でゾラデックスを打っておしまいだと思っていたら、「服を脱いで」と言われ困りました。脱毛処理してなかったんです!　女としてあたり前のことをしてなかったことが自分でも許せなくて。術後に、胸に板が入ったみたいになったときに先生（主治医ではありません）から「男の人と一緒になったわけだからね」と言われた時は、なんだ、それじゃガッチャマンに出てくる半男半女の悪者と一緒か私は、と笑い飛ばしたくらいなのに。今になって、その言葉を思い出し、私は女性失格なんだと。友人にがんのことを言ったときに「なんだ、4人目ができたとでも言うのかと思った!」と軽く流されたときには、乳がんは特別じゃないんだと思ったものでした。「あなた浮気する予定ある?　使わないんならいいじゃない」絶句。「あなたが病気になったことで、子どもが病気にならずに済んだと思いなさい!」って。これで、なんでこの病気にならなくちゃいけないんだとばかり考えていたのが、ふっきれていたんですけどね。

(Vol.2 No.4 7/10/2008)

「男の人と一緒になったわけだからね」と主治医ではない先生から言われた言葉は、その時は「ガッチャマンに出てくる半男半女の悪者と一緒か私は」と笑い飛ばすことができたのに、「今になって」(どのくらいの時間が経過しているかはわからないが)グサリと刺さる。後になってどう響くかも考えて言葉を選ばねばならないことを教えてくれる。また、女性にとっては、髪の毛や乳房は単に外見の問題ではすまず、女性としての存在の在り方にも大きく関わる問題であることがわかる。

この会では、ある年、〈乳房喪失〉がフリートークのテーマになったことがある。以下の通りである。

Dさん「健康なからだに戻りたいという思いのほうがつよいです。体重が7キロ増えて、脱毛で、体力も落ちているし。それを越えて、他人の目にさらされるようになると、気になるかもしれないと思います。女性の目というのは、年齢にはあまり関係なく、ずっと残るでしょうけど、異性の目というのは、年齢によって変わるんじゃないでしょうか」

Fさん「私は、病人くさくなるのがいや!『どこか悪いんですか?』と聞かれるのが一番いや」

Kさん「格好なんかどうでもいいの。隠せるんだから。それより痛みをなんとかしたい」

Iさん「仕事上、相手が相談しやすい雰囲気、声かけやすさとか、自分がどう見られているかは、気にしますね」

Gさん「放射線治療のときなんか、明るい色の服を着ていくようにしていました」
Eさん「再建は、興味ありますが、夫はもう忘れているみたいです。再建しやすいようにというのも全摘の理由でしたけど」
Lさん「センチネルなので、部分切除ですが、不安がないわけじゃなくて、傷はあるんです。健康が一番だと思います」
Bさん「健康がなによりです。ブラジャーつけるときもパットとか余分なこと考えなくちゃいけないわけですからね」

（Vol.1 No.6 5/10/2007）

Dさんは、男性が女性を見る目は年齢によって変わってくるかもしれないが、女性が女性を見る目は「年齢に関係なくずっと残るでしょう」と感じている。周囲からの視線がどのように感じられるか、病気になる前後や性別によってどう違うのかについてはあまり関心が向けられていないが、もっと研究がなされるべきテーマだろう。Gさんが放射線の時に明るい色の服を着るようにしていたのはどうしてなのか、尋ねてみたくなる。

乳房自体への温度差はさまざまではあるものの、そこで見えてくるのは、やはり社会性、つまり外に向けて自分の病気をどの程度開示するのかという問題である。そのようなテーマに展開したミーティングについて紹介しよう。

Aさんが「年賀状がきて、しばらく会ってはいない人たち10名ほどに〈乳がん手術後3年〉と書いたら、メールとお手紙で返事がきたのでびっくりしました。電話は一本もなかったんです。友人もどう言っていいのかわからないんだと改めて思いました。気づかいか困惑かは分かりません」と近況報告されたのを受けて、Fさんがご自分の共有状況を発言されました「私も話してません。乳がんをした人にだけ話しています」。そしてGさんも「わたしは友人すべてにオープンにしました。啓蒙活動というか、こういうのができるんだよと見せたりもしました。娘ふたりにも助言しています」さらに、Bさんが近況報告で、「年賀状を出す人の半分も、言っていないですね。兄弟と親友くらい」とおっしゃったので、このテーマを皆ですこし話してみることになりました。

そこで、まずは、メンバー10名がどのくらいの範囲で病気を共有されているのかを調べてみました。次のとおりです。家族の中でも言えない人がいる：3人、家族だけには話した：1人、親戚まで：1人、親友まで：3人、知人すべて：1人。

このとき、いくつかの個別の事情があることがわかりました。家族のうち、子どもには言えない／丁度受験の時期だったので言えず未だに言えていない、母親に話すには1年かかったなど。あるいは、親友でも話せる人と話せない人がいて、親しいと逆に話せないこともあるとか、啓蒙というスタンスだと自分が話していなくても伝え聞きで知っている人がいたりすること。

こういう話をお聞きしていると、御本人たちは、病気の治療だけでも大変なのに、なんでこんなことまで気を使わなくちゃいけないんだろうと、さぞや歯がゆい思いをされているのだろうと感じます。いずれにせよ、共有する人が多ければよい、という問題でないことは、確かでしょう。以前、統合失調症のご家族と一緒に、長いケアをしている方々の情緒的主題というものを調べたことがあります。10の主題[註1]の中のひとつに、病気を秘密にするのか共有するのかという主題もありました。遺伝の問題がからむと、これはさらに深刻なものとなってきますし、兄弟間でも大きく意見が食い違い、あとあと怨恨を残すことにもなりかねないのです。

（Vol.1 No.2 1/11/2007）

5-1-2の病名告知のところでも触れたが、10名という少人数に尋ねただけでも、3名（3割）が家族の中に病名を言えない人がおり、それぞれ、個別の事情があることがわかる。こういう状況では、病気のことを悟られないために外見を同じに保つ必要があり、冒頭で述べたように、ウィッグはそのためのツールという意味を持ってくる。

6-1-3　秘密は家族内で共有されるべきなのか？

家族成員の中で病気のことを知らされていない場合があることも稀ではないようである。この点についても「かのこやすらぎ会通信」には考察の糸口が見つかる。

（註1）『治療に生きる病いの経験』の序章で提示されている十の情緒的主題は以下の通りである。否認vs.受容、絶望vs.希望、秘密vs.共有、罪悪感vs.寛容、重荷vs.安心、孤立vs.結びつき、受け身vs.責任を果たすこと、恐怖vs.勇気、喪失vs.再生、そして無意味vs.意味づけ。

私はソーシャルワーカーなんですが、今、ある患者さんがすごく大変で、抜ける体制を整えられなかったんですが、このグループはすごく楽しみなので、もう一度掛け合って、同僚の休息時間までとってしまいました。絶対でなきゃならないというものでもないのに、職業人としてどうかとも思ったけれど、「自分のことを大切にする」ということが、今まで分かってなかったんだなって思える部分があって。その患者さんのことも、今の大変さはきっとこの人のいい所につながるんじゃないかと思えるんですけど、それはきっと、自分がこの病気になったせいだろうなと思っています。告知のとき最初に思ったのは、ふたりの娘に「また、ふたりを私のせいで傷つけてしまう」ということでした。早くに離婚したので、自分のせいで娘たちを傷つけてしまったという思いが常にあって、そのときも離婚したときと同じ状況でした。乳がんの先輩が、こんなことを言いました。「乳がんをすると、日常生活のことは、それほど大したことじゃなくなるのよ」と。それが分かってきました。つらいのも、生きてるからのことなんだなって。告知後に父の死が続き、自助グループやカウンセリングにも通いました。「きっといい方向にいく」というのを付け加えるようにしていても、はじめはウソっぽくて。この何年かは、さらに地獄だってあるかもしれないけど、もう今度は、あかるい面を見ようと思っています。以前、10年生存率を70％と言われても、30と70どっちが大きいの？　とか、自分は30に入るんじゃないかとばかり思っていましたから。病気が後押ししてくれなかったら、今でも、何かが足りないと思っていたでしょう。

（Vol.2 No.4 7/10/2008）

家族に病名を伝えていない成員がいる場合、ウィッグはその秘密を守るためのツールであるが、ウィッグの秘密を共有することは、病名を伝えることにもつながり、ウィッグだけを取り出して論じることは難しくなる。アピアランスをめぐる秘密は、それが埋め込まれているより大きな問題（病名告知）から切り離すことはできず、病名の問題とセットで考える必要がある。

6-1-4　支援者は秘密を守るべきか、共有を目指すべきか？

脱毛に関して、支援者が秘密を守ることは言うまでもないが、対社会であれ、対家族であれ、秘密にしている場合、先に見たように、病名も伝えられていないであろうから、共有を目指すとなれば、病名を伝えるということと連動することになる。この点についてはすでに5章で論じた通りである。

6-1-5　支援者は守秘義務を遵守しつつ、どのように秘密に対処するのか？

どのように対処するかのヒントは、患者の語りに見出していくというスタンスが助けになるだろう。ここでは「かのこやすらぎ会通信」を続けて引用し、これまでとは異なる視点からのヒントを引き出しておこう。

Eさんの近況報告、「開業医では非浸潤だろうといわれていたのに、ここにきたら浸潤とすぐ言われ、組織の顔つきも悪いのだそうです。治験で再発薬を再発の前に使うという治療をしています。娘が高3で、ナースになりたいと受験中です。どこを選ぶかによって就職先にも影響するようです。私ががんだと言うと、それでいろいろ悩むのではないかと言えずにいます。どうしたらいいでしょうか？」　これが、フリートークに展開。現役ナースのDさんが「18の自分になって考えるのは無理だけど、今の私なら、話しておいてほしかったと思うでしょうね」と発言。私が「18の自分なら想像できるでしょう？」と執拗にからんだせいか（？）、こんなお話もして下さいました。「私の母はがんで亡くなりました。夏に腰痛で病院に行ったら、骨メタだったんです。半年はもちましたが、ずっと知らされていなくて、春になったら帰ってくると思っていました。高校受験が終わって、みんなで卒業記念に東山動物園に行った日でした。病院に戻ると、母は痰をつまらせたのか、人工呼吸器につながれていました。今は、隠さなくてもよかったのにと思いますが、18のときにはそれ言われても、受け止められなかっただろうなとは思います。こんなことがあったから看護師になったというわけでもないんです。第3次世界大戦になっても仕事ができるだろうって（笑→涙）。でもこれを話すときは今でも泣くので、心配しないでください。看護学校の受験のときは数学ができなくて、これじゃいかんって、面接のときにこの話をしっかりしてアピールしたくらいですから（笑）」。したたかでないと生きてけないし、後でそれで笑いを取るところも偉い！　ちなみに、私（小森）の母親も看護師でしたが、なぜなったのかと訊いたら、こう答えました。「軍需工場で働くのが嫌やったから」

（Vol.1 No.3 2/8/2007）

ここで注目されるのは、「18の自分なら想像できるでしょう？」と執拗にからんだ結果、「18のときにはそれ言われても、受け止められなかっただろうなとは思います」という答えを引き出していることである。

ここでのキーワードは「想像」である。もし自分がその人の立場だと想像したらどうなるか。これを徹底して突き詰めたときに得られる答えは、第三者的に正しいと思うことを伝えることとは異なるものになるかもしれない。そのためには、相手の語りに耳を傾け、相手が置かれている文脈や背景もある程度知る必要が出てくる。想像力を働かせた上での病名告知はどれほどなされているであろうか。

6.2　ストマ

60代後半の直腸がんの男性。術後せん妄で助けられたと、精神症状などないのに主治医のフォローのたびに私の外来によっていく。ストマのことについて訊いてみると、こんな話をしてくれた。

手術の前にさ、ご夫婦で来てくださいって外科の先生から言われて、何かと思ってたら、こう言われたんですよ。「奥さん、ご主人、もう夜のお勤めはできませんよ」それで女房、なんて言ったと思います？「全然、構いませんよ」って。ちょっと、それ、どうなのよ。まあ、僕だって、もうそこはいいとは思っていたけどさ、何もあんなにはっきり言わなくたっていいんじゃないかなあ。それでまあ命は助けてもらって、人に会った時なんか、「俺、ストマつけたんだよ」って言ったりするわけ。誰にでもってわけじゃありませんよ、そりゃ、話したい人にだけね。そうしたら今度は、女房がそんなこと話すなって言うわけ。なんでそんなこと、好きにしたらいいんじゃないかと思うんだけど、まあ、そう言うから、そりゃ女房の言う通りにするわけですよ。でも、なんでなのかなあ。戦争に行った人がひっどい傷、見せたりするのに、ちょっと似てるのかなあ。俺はこれだけのことやって生き残ったんだぞって。まあ、そう思わないでもないね。

ストマ、もっとリアルに言うなら人工肛門、この節を書き始め、症例を想起した時に、これは秘密ではないのではなかろうかと思った。これはプライバシーではないのか。となれば、嘘ではなく権利だ。そして、そうならば、ウィッグも嘘ではなく、プライバシーの権利だ。乳房再建なら、胃ろうなら、当然、そうだろう。ウィッグについて考えていた時、なぜ私はこれをそのまま秘密と書いて、疑問を抱かなかったのか。

6-2-1　秘密を再考する

ここまで読まされた読者はお怒りだろうか？　散々、秘密だの嘘だのと言っておきながら、今更、再考するのかと。首肯。それが「書きながら考える」ということだから。秘密とプライバシーとタブーについてこれまで考えなかった訳ではない。その証拠に（と言ってもそれがここで通るとも思えないが）「序奏」でこれらは出揃っている。しかし、それらをたとえば定義してみる必要などサラサラ感じていなかったのである。これらの概念がリアリティを持って立ち上がっていなかったとも言えよう。この点については、「序奏」で引用したデスリーペールとローバーの論考（Deslypere and Rober, 2018）で展望されている。そこからはじめよう。

家族の秘密の問題に関して、夫婦家族療法の分野においておそらく最も重要なセラピストはエヴァン・

インバー＝ブラックである。彼女の主著『家族の秘密の生活』(Imber-Black, 1998) を開くとすぐ目に飛び込むのがエピグラフにおけるボクの引用である。

秘密は人間にとって火とおなじように欠くことができないし、また火とおなじように恐ろしい。それは人生の価値をたかめ、擁護するが、また人生の息の根を止め、荒廃させ、あらゆる管理に広がっていく。それは親密さを守る役に立つ一方、それを侵したり、育てたり、焼き尽くしたりもする。またどの場合もそれ自身に刃向かいもする。火が火を消すのに使われるように、秘密の壁は秘密の企みや秘かな探索を防ぐために作られる。
(Bok, 1983／邦訳、31頁)

これは圧倒的な引用だ。ここからはじめて、インバー＝ブラックは私たちをどこまで導いてくれるのか。序のxiv頁にある彼女の一人称語りはまさに、秘密が家族療法の秘密であったことを証言するものだ。

私はここ二十五年ほど家族療法家として働いています。はじめから、秘密と悪戦苦闘している人々を導き、共に歩き、介入し、そして一人の証人として彼らのために奉仕する特権を与えられていました。若いセラピストとして、家族療法の指導者たちに指導を仰ぎました。私は秘密を開示するよう家族を援助するべきでしょうか？　開示してはならない秘密はあるのでしょうか？　私に秘密を打ち明け家族に他言してはならないと主張するクライアントに会ったらどうすればいいのでしょう？　驚くべきことに答えは返ってきませんでした。

秘密に言及する専門的論文はほとんどなく、秘密というものが家族療法界の秘密の一つなのだと悟りました。文献はあったとしても二極化していて絶対的なものでした。「秘密は開示してはならない」か「いつでも秘密は開示すべし」のどちらか。師匠に言われたのは、家族の誰かから秘密をつかまされてはならないこと、そしてそのためには面接の間に家族の誰かから決して電話を受けないことでした。いつでも秘密は直視することと言うスーパーヴァイザーがいる一方、秘密は必ず間接的に扱うことと言うスーパーヴァイザーがいました。初回面接の冒頭では必ず以下のように言うよう指導されもしました。「私にはいかなる秘密も漏らさないで下さい。なぜなら、もし誰かがそうしたなら、私は家族全員で共有するよう主張しなければならないからです」。こんなことを言えば、家族が大切な問題を面接中は隠すよう仕向けられることを理解するのにそれほど時間はかかりませんでした。沈黙させられた声が聞き取られなければならない、まさにその場所でそんな事態が招来していたのです。私は、秘密こそが自分の格段の注意深さに値するのだと考え始めました。秘密は家族療法の領域において熱い議論をもたらすものであるのに全く光が当てられていなかったのです。こうして二十年にわたる探求が始まり、秘密によってもたらされる人間関係の万華鏡への思慮深く有効な反応が可能になったのです。

(p.xiv)

これまた、なぜ本書が未訳であるのかと驚かせる問題意識である。しかも、それは、がん領域とも無縁ではない。「私たちは、アルコール依存症、薬物依存、養子問題、精神疾患、がん、あるいは離婚にまつわるスティグマは消えたと言われている。しかし、本当にそうか？」(p.xv)

彼女がクライアントと取り組んだ以下の5つの問いが、この本の枠組みだという。「私が秘密を維持する権利を持つのはいつか?」「秘密を開示する責任は誰にあるのか?」「秘密を維持する、ないし開示するのが正しい時間を私はどのようにして知るのか?」「それを私は自身にとって、そして他者にとって安全に行うにはどうするのか?」「秘密が生まれた時、大切な人に自分が持つ義務は何か?」。彼女は、家族が秘密を維持するためには一緒に生活を再編成しなければならないことを強調している。そして、誰がその秘密を知っていて誰が知らないのかという質問によって家族内力動を明らかにする。秘密は悪いことであり、そのようなものを抱える家族は機能障害的だとするのではなく、秘密を維持する相互作用が混乱、不安、孤独を招き、機能不全を来しかねないと考える。

インバー＝ブラック（Imber-Black, 1998）によれば、秘密は、その目的、継続時間、そして結果によって4つに分類される。〈やさしい秘密 sweet secrets〉は短期間で楽しみやサプライズを目的とするもので、贈り物やパーティーないし突然の訪問で見られる。〈基本的秘密 essential secrets〉は関係性を定義する必要不可欠な境界を促進する。健全な生活には必須で、親密さをもたらす。〈毒のある秘密 toxic secrets〉は三世代に渡ることもあれば先月できたばかりというものもあるがいずれにせよ鍵となる家族の物語は語られない。これは家族関係に悪影響を及ぼし、アイデンティティを歪め、人生を無力化する。なぜなら、正しい選択を行い、資源を有効活用し、本来の人間関係へコミットすることが阻害されるからである。人々のエネルギーを消耗させ、不安を惹起し、それを知る人に重荷を負わせ、知らない人には状況を不可思議にする。〈危険な秘密 dangerous secrets〉は実際に家族の身に危険が迫り迅速な対処が必要なものだ。たとえば、家族面接において妻が夫の娘に対する性的虐待を明かし、夫が席を立ってマイクやビデオのコードをコンセントから抜いた瞬間である。つまり、本書で扱ってきた秘密とは、第三の毒のある秘密だということになる。もちろん、その分類実用性はまた別の話ではある。

彼女は秘密とプライバシーを区別することの重要性を強調している。真のプライバシーは身体的情緒的な健康に影響を与えないのに対し、秘密は相手の幸福や人生の選択に影響を与え得る。少し引用してみよう。

毒のある秘密と危険な秘密は実にしばしば私たちに恥の感覚を抱かせるが、真のプライバシーではそれはない。隠すことと隠蔽は秘密の維持の中核にあるが、プライバシーではそうではない。私は臨床を続ける中で、情報を提供しないことが相手の人生選択や意思決定能力、そして幸福に重大な影響を及ぼすかどうか考えることが役に立つと、分かってきた。相手に影響する時、それを牛耳っているのはプライバシーというよりも秘密である。もしも夫が自分と妻は結婚についてセラピーを受けていると信じている時に、妻が不倫をしているなら彼女は秘密を持っている。もしもある女性が家系に乳がんで死んだ女性がたくさんいることを知っていて、25歳の息子にそれを言わなかったら、それはプライバシーの権利である。しかしその同じ情報を26歳の娘に黙っていたとしたら、それは健康に影響を及ぼす可能性があるため、秘密を持っていることになる。真のプライバシーは身体的情緒的な健康に影響を与えない。しかし、毒のある秘密ないし危険な秘密を持つことは、私たちが問題解決に必要な資源を奪ってしまう。プライバシーでは、必要な資源へのアクセスを妨げることはない。

(Imber-Black, 1998, p.21-22)

さて、このような知見を得て、私は冒頭のウィッグ／ストマ問題にどう答えるのだろう？　プライバシーが身体的情緒的健康に影響を与えないのに対し、秘密は相手の幸福や人生の選択に影響を与え得るのだとしたら、当然、それは、ウィッグかストマかという対処法の話とは違う次元の事柄である。ウィッグであれストマであれ、秘密を抱え込む人もいればプライバシーとされるべき人もいるからだ。となると、ウィッグであれストマであれ、秘密という用語を使うなら、それは人の幸福や人生の選択に影響が出ている事例についてだけ話すことになる。しかし、私にそのつもりも準備もなかった。また、プライバシーと秘密に関するこの定義は、普遍的なものではない。インバー＝ブラックも言うように、この区別は決定的に重要でありながら、捉えにくいものだ。それは時代によって、文化によって、社会政治的状況によっても変化するからだ。

ウィッグ、乳房再建、胃ろう、ストマといった事柄は、別に体の上から下に順に並べた訳ではなく、その医学的必要度が異なっている。ウィッグを秘密とし、ストマをプライバシーと考えさせたものはここにあるのかもしれない。医療者には守秘義務があり、患者にはその実施について秘匿する権利がある。それ故のストマ＝プライバシーである。一方、ウィッグは見栄えのための心理社会的操作であるがゆえに、秘密という言葉が抵抗なく適用されたのであろうか。私が男性であることもそれを加速させたのかもしれない。

ところで、インバー＝ブラックのような秘密のシステム論的概念化では、構造派的家族理解の重要性と秘密の有害性が強調されている訳だが、近年では、秘密そのものではなく、開示または非開示のプロセスに焦点を当てた新しい視点が登場しているという。基本的秘密と毒のある秘密という分類は、概念的には明確だが、何が毒があるかは事後的にしか決められない。したがって、プロセスに焦点が移ってきたのは実践的観点からは当然の流れともいえる。そこでは、家族の秘密は「選択的な開示」を求められる。この視点は、情報開示を「一生に一度」の出来事としてではなく、時間の経過とともに進行する対話的プロセスとして捉えるべきだと強調している。つまり、目的は必ずしも秘密を完全に開示することではなく、それまで語られることのなかったデリケートな問題について安全に話し合う場を作ることの重要性を強調する訳である（Deslypere & Rober, 2018）。

6-2-2　嘘を再考する

では、秘密を維持するための手段としての嘘については、誰に訊くべきか？　家族夫婦療法の文献にめぼしいものがなければ、哲学ならどうだ。プラトンかアリストテレスか？　聖アウグスティヌスには「嘘について」という論考がある。「本当だと信じているならば、そうした見解を得ているならば、間違ったことを言うのは嘘をつくことではない」。そして、ルソーは嘘の分類学を提案している。「自分の利益のために嘘をつくのが欺瞞（imposture）、他人の利益のために嘘をつくのが詐欺（fraude）、人に害を与えるために嘘をつくのが中傷（calommnie）であって、これが一番たちの悪い嘘である。嘘をついても、自分にも他人にも得にもならず損にもならない場合は、それは嘘ではなく、虚構（fiction）である」（『孤独な散歩者の夢想』「第四の散歩」（Rousseau, 1959）より）。と訳知り顔に書いたが、これらはどちらもデリダ

『嘘の歴史　序説』（Derrida, 2012）からの引き写しである。

デリダは上記を受けて、嘘についての「古典的で支配的な概念」の二重の条件を記している。「私が故意に間違ってしまった、自分が考えていると思っていることと異なることをわざと言うという条件と、とりわけ、このことがなんらかのかたちで誰か――私自身ないし他人――を害してしまうという条件」である。そして、嘘の伝統的な定義に対する定義づけが必要だとして続ける。「嘘とは何か」と問うよりも、「嘘をつくことは何をなすのか、そしてなによりも、嘘をつくことは何を欲しているのか」（邦訳、19頁）。

現代的な嘘はイメージ作りに関連している。デリダによれば、イメージ＝代用品は、オリジナルに自信たっぷりに置き換わる。

私たちはここではたと気付く。もう一度、病名告知の歴史に戻るのである。私たちは、病名を告知することを前提とするようになった。そこには嘘はもうない。あるのは、明確で誰にとってもわかりやすい患者に優しいコミュニケーションであると。それはイメージだ。置き換えられたオリジナルとは、医療現場であろう。

ここで改めて思う。私たちは長い旅をしてきたと。『ウェクスラー家の選択』に嘘と秘密を見出し、遺伝性腫瘍、そしてがん医療全般へ移動する中で、謎と沈黙にも目配りしながら、プライバシーを前にふと立ち止まる。そこから嘘を眺めると、以前とは異なるどんな風景が見えるのか。

関心の在り処はわかっている。がん医療において病名告知は包み隠さず行われており、実際の説明も多職種協働を実現し（手術の説明を執刀医一人が行うことで患者からの志を頂戴して給料が二倍になることもない)、ムンテラ（という口で患者を言いくるめるというドイツ語由来の隠語）もIC（インフォームドコンセント）というデモクラチックな実践に変わった。そのようなイメージが提示されただけで、人はなぜ「嘘のない世界という嘘」を信じることができるのか？　驚くべきは、医者に嘘があると食ってかかる患者の存在ではなく、必要な医療情報は全て開示されていると同意する状態の方にある。デリダ風に問えば、嘘がないという嘘をつくことは何をなすのか。

＊　＊　＊

本書を脱稿した日は、ストマをつけて半年ほどの若い独身男性の再診日でもあった。スーツが似合う、長身のセールスマン。ストマ決断までに不眠があり私の外来に紹介され、一年ほどいろいろな話をしてきた。今、一番の楽しみはと問うと、「仕事の完全復帰が希望としてあるけれど、楽しみとまではいかないですね」と。「でも年明けたら、新車を買うんですよ。武装しています。いいスーツを買って、いい時計を買って、自分で自分をだましている感じですね。ストマつけなかったら、こんなことはしてませんよ。野暮ったいなりをしていても自分は自分だと思えたから。自分で自分のキャラクターを作っている感じですかね」。

本来の自分を外見的に維持することは大切だよね。自己欺瞞だと言える？

「そうですね、でも、それにネガティヴな意味づけはしないですよ。それは新たなアイデンティティの問題だし、それをわかってやっている以上は、自分なりの対処法だと思っていますから」。

60代の男性とは明らかに異なるストマ観だと思う。もしも嘘と秘密というキーワードを知らなかったら、こんな話をしたとは思えない。もちろん、それはウィッグやストマに限らない。ナンシー・ウェクスラーの因果関係についてのあの言葉、「リスクのある人が直面する最も心理的に受け入れがたい考え方の一つが、自分を完全にランダムな遺伝学的アクシデントの受動的犠牲者と捉えること」。これもずっと耳にこだまする。嘘と秘密、これがどこまでがん医療に対する感性を上げることができるのか、楽しみになる。

＊　＊　＊

そして、これはふたたび遺伝病に関する感性も上げる。リタ・シャロンと本書についてメールでやりとりしていた時だ。エピグラフを探していて、今のところ、ルイーズ・グリュックとウィリアム・ジェイムズ、それにグレイス・ペイリーが候補なのだと伝えると、「ルイーズには驚かされます。〈私たちは終わりに向かってあまりにも一緒にやってきたので、終わりを恐れることはありません〉また、死すべき生という災厄に直面したグリュックの容赦ない勇気は、ペイリーのいかれたアクティヴィズムやジェイムズの頭でっかちなアプローチよりもこの物語に合っているわよ。でも、作品のオープニングに女性の声がいいと思うのはなぜだろう？」と問い返された。そこで、この章での経験、つまりストマやウィッグが嘘の手段ではなくプライバシーの権利であることが、ストマ男性の妻の声によって目覚めたことを伝え、「女性の声に耳を傾けることが重要なのでしょう。それまでは〈聖ヴァイタス・ダンスがHDの旧名だとも知らない〉愚かな男のモノローグには、ルイーズ・グリュックが必要なのでしょう」と返した。彼女の返信は次の通り。

ああ。金曜日に地下鉄で聖ヴァイタス・ダンスの中年男性を見かけました。私は、この見知らぬ人がハンチントン病だと確信しました。背が高く、痩せていて、手足は痙攣のような動きをしていて、頭を垂れて、デイパックを床と膝の間に置いていました。デイパックの中に手を入れてセーターを取り出すことはできる。苦労しながらも、電車が自分の地下鉄の駅に着くと立ち上がり、電車を降りることができる。しかし、すべては、ああ、そのような努力の賜物。言葉を発することもなく、乗客からの視線もないのが印象的でした。この人には、私が見抜ける秘密があるのだろうか。彼は自分の苦悩を隠していないようです。それはもはや秘密ではなく、プライバシーということでしょうか。それとも公然の秘密？　もしかしたら、公然という言葉はあなたの方程式に入っているのかもしれない。匂いは公然を意味する。運動障害は公然を意味する。皮膚のトラブルも公然を意味するかもしれません。しかし、その他は？

この質問は必ずしもジェンダー的ではないと思いますよ。多分、あなたは女性のように考える男性なのでしょう。ようこそ。　リタ

（2021・11・15）

さて、どうなのだろう。いずれにせよ本書では、初稿のタイトル通り、「謎が秘密になる前に、沈黙が嘘になる前に」という嘘と秘密の構成に焦点が当たっている。そもそも私は先行研究を無視して議論を開始した嫌いがある。怠慢を言い訳するわけではなく、実際、そこから始めたら、トップダウンな何かの焼き

直しになりかねないとどこかで危惧したのである。「秘密」の脱構築から始めることもできただろう。たとえば、家族の秘密の典型例に「不倫」がある。ウェクスラー家の父である。母のＨＤが開示された後のＨＤ研究への彼の貢献はまさにその贖罪にあったと考えられる。それは、（この時点でもおそらく母には告げられていない父の不倫という）「秘密」自体が脱構築される展開とは大きく異なる営みである。「不倫」、文字どおり「倫理に反する行為」、そこにある二項対立を脱構築することは、倫理自体を脱構築する、たとえばフリーセックスか。その先には何があったのだろうか。こんなことを考えながら、私は世界のサッカーへの熱狂を思い浮かべる。文字通りの「禁じ手」。ボールなぞ、手を使って運べばもっと簡単にゴールへ入れることができよう。ハンドボール？　ここで改めて、ボク（Bok, 1983）の引用に戻るのである。

第7章

返答に困る言葉と謎

近年、がん教育、特にその心理社会的教育において「がんサバイバル」という考え方が重要視されている。「がんサバイバー」概念は1985年、*NEJM*（*The New England Journal of Medicine*）に掲載された「サバイバルという季節」（Mullan, 1985）というわずか4頁のエッセイが初出であろう。その小児科医、フィッツヒュー・モランは1975年、ニューメキシコの病院に勤務中偶然、縦隔にできた精巣がんを自ら発見し、生検時の大出血で死ぬか生きるかの経験をもとに、それを書いた。その時の闘病記は、1982年に『がんサバイバー』（Mullan, 1982）として上梓されており、日本では2017年にようやく翻訳が出た。表3は、彼の原典を私が地図にしたもので、もちろん、ご本人からお墨付きを得ている。

診断後に初期治療が終わるところまでが急性期、そして5年（乳がんは10年）目にようやく「完治」とされる時期までが「延長期」、さらにそれ以後ずっと続くのが「長期安定期」だ。これは、この三つの時期に特徴的な身体的、心理的、社会的、スピリチュアルな次元があることを示している。もちろん誰もがす

表３　がんサバイバル地図（Mullan, 1985／小森，2014）

	急性期	延長期	長期安定期
スピリチュアル	死の直面化		雇用と保険の問題／偏見／昇進転職困難
社会的	家族の、および家族へのサポートが必要	家庭、地域、職場における身体的制約への対応／ボディイメージ変化と職業的役割変更（強さ、忍耐、ユーモアが必要）／グループ	
心理的	恐怖 不安	再発の恐怖 さまざま（孤立、荒廃、抑うつから不安まで）	
身体的	診断 検査治療	寛解、治療終結、間欠的治療	治癒／続発性腫瘍／治療による長期的影響／生殖保健学

べての事象を経験するものではなく、その程度もさまざまであり、どのような道筋をたどるかも人それぞれということになる。

　このマクロな地図は、がんと診断されてから続く長いプロセスを強調するものだが、日々の生活の中にもミクロな地図がある。と言うよりも、そんな地図があったらいいのにと思わせるのは、医療者や家族が返答に困る、がん患者の言葉というものが確実に存在するからだ。患者は基本的に、医者が困るようなことは言わないように気をつかっているわけだから、それを口にしたということは、よほど気に病んでいるということでもある。つまり、そこにはサバイバルの内実があるのではなかろうか。返答に困れば沈黙が訪れる。そこでは謎が共有されている。となれば、そこから嘘と秘密も生まれかねない。

　本章では、アメリカの医療漫画『母のがん』（Fies, 2006）から嘘と秘密を拾い上げてみたい（写真２）。

『母のがん』は、てんかん症状によって転移性脳腫瘍が見つかり、ステージⅣの肺がんと診断された母親を、長男であるコミック作家が看護師である上の妹と高次脳機能障害のある下の妹と協力して、治療をサポートする物語だ。このマンガは、長男であるブライアン・フィース、つまり患者家族によって描かれたものだから、患者家族から学ばせてもらうということでもある。なお、私たちはこの本を夏休み読書感想文コンクールの課題図書に指定している。がん教育である。その成果をまずはお読みいただくところから始めよう。２０２１年度一般部門金賞受賞作である。

私は「パズル」（66‐67頁：写真3）の話が印象深く、好きだ。作者は、待合室のジグソー「パズル」を介して、こう伝えているように思う。「身近な人も、見知らぬ誰かも、自分のパートで役割を担い、あなたの闘病に関わっている。一緒に、手持ちのピースを一つずつ積み上げて目標に向かって進んでいる」

私はがん患者だ。家族は愛情のピースで私を支え、研究者は、知恵のピースで治療法を確立し、それぞれのパートを担っている。では、私

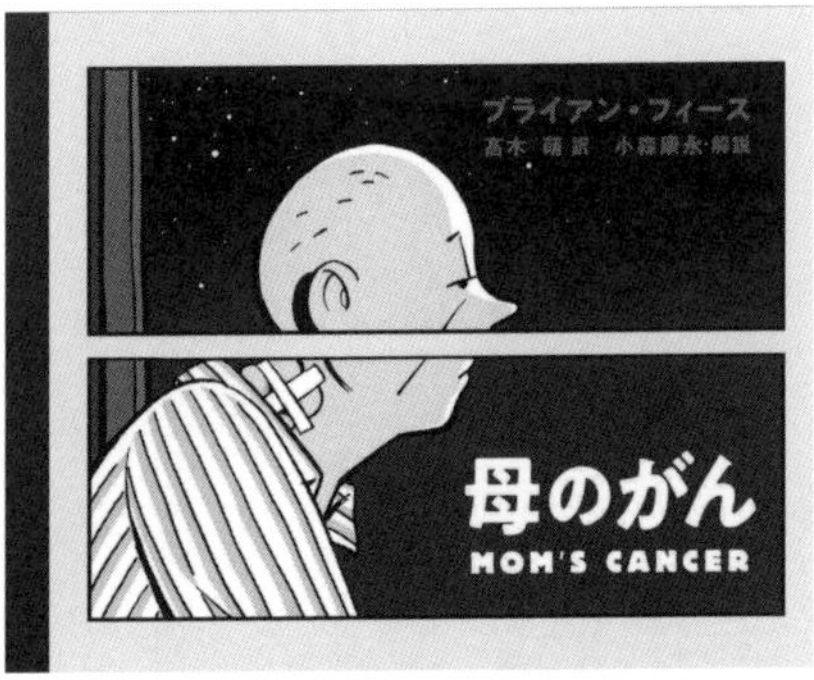

写真2　『母のがん』邦訳書カバー

のパートはどんな役割を担ってる？　私の持っているピースは何だろう？

治療を続けていると、幾度も、心身ともにぼろ雑巾になったような、嫌で嫌で堪らない毎日に沈み込んでしまうことがある。でも、記憶の中から、自分を力づける出来事を探し、迷い、一喜一憂しながら、少しずつ、なんとか、自分を立て直してきた。まるでパズルを組み立てるように。きっと私のパートの役割は、自分に上を向かせ、自身を次の一歩に進ませることなのだ。私に詰まっている出来事や派生する思いは、そのための大切なピース。嫌な記憶も、大切な一片なんだと思う。

検査結果に落ち込むと、私は、ロビーの椅子でぼんやり行き交う人々を眺める。ここにいる人のほとんどが、がん患者か家族で、不安に囚われている人も多いはず。普通に振る舞う彼らを見てると、一人一人に、大丈夫！　この先

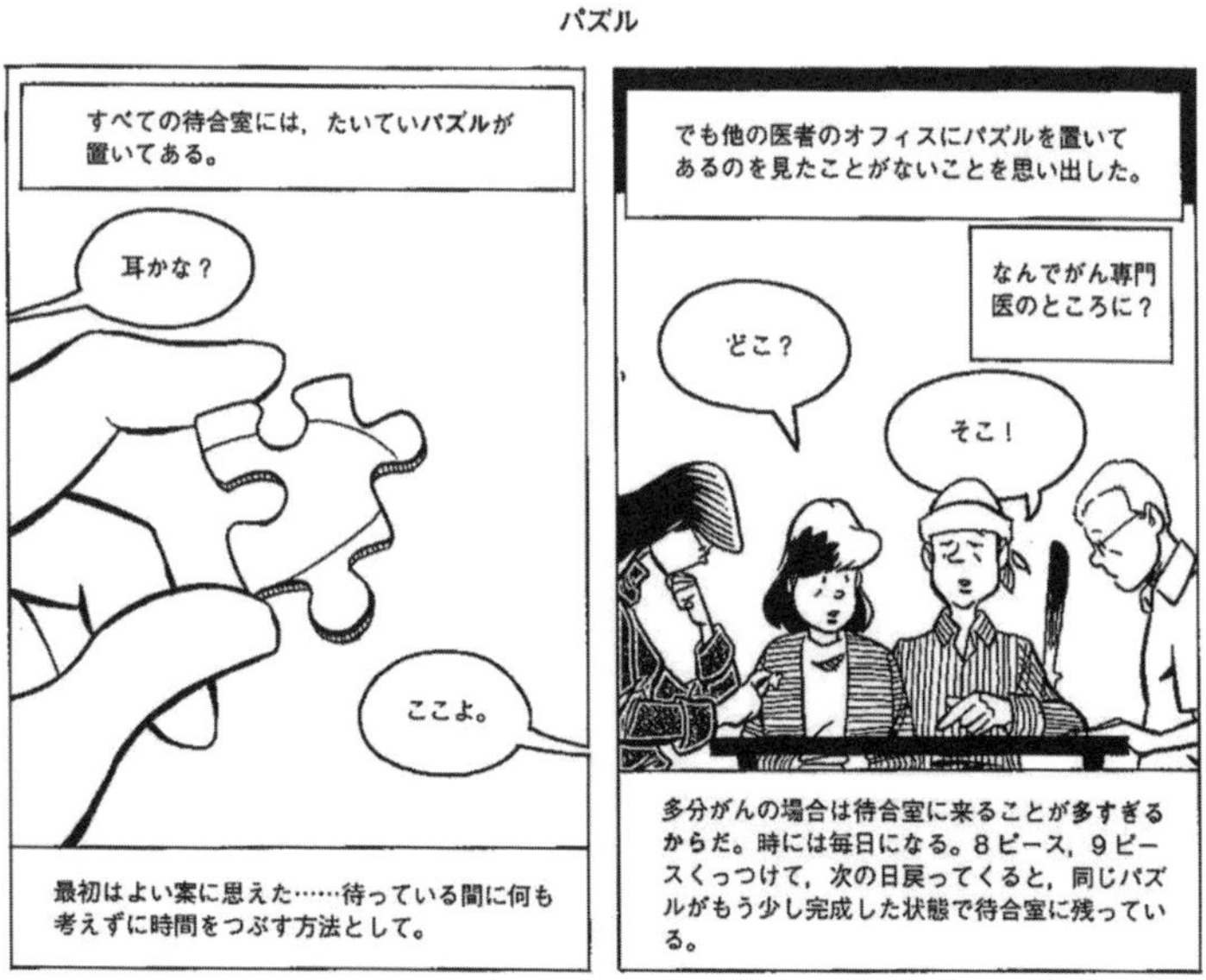

写真３　『母のがん』「パズル」（p.66-67）より

も、いいことがあるはずだよ、と無言の声を掛けている。そして私も、何とかなるさ、とばかりに立ち上がれる。『パズル』を読んだ今は、見知らぬ彼らが、一緒に進む仲間に見える。この出来事は、かけがえのないピースの一つだと、実感できる。毎日には、仲間と出来事が詰まっている。そんな日々を慈しみながら、身近な人と、見知らぬ誰かと「一緒に。小さな1ピースずつ」私は目標に向かって進んでいきたい。

（あが）

どの応募作品も、『母のがん』が親密な書物として読まれた経験が伝わる素晴らしいものだ。親密な書物とは、自分のことが書かれているのだと思わせるような、あるいは自分が書いた（ないし書くべきであった）と思わせてくれるような、あるいは自分のために書かれたと思わせてくれるような書物のことである。それは人生の意味の一つだ。名作が必ずしも親密な読書を提供しないのは、読者の人生と本との間に共鳴が起こらないからだ。

あがさんの作品は審査員から圧倒的評価を受けた。それはおそらく、誰もが「チーム医療」の内実がここにありありと記されていると感じたからだ。「チーム医療」は時代の要請であり、患者さんがその中心にいることは自明だ。しかし、その患者さんが自分のパートの役割は何かと自問しているところを想像することは少ないのではないか。「研究者」という言葉も印象的だ。「医療者」ではない。

最終段落、ロビーで人々を眺めるあがさん、まるで映画の一場面だ。彼女の感想文を読んだ、誰かの言葉。「これは生きたエピソードですね」。私もまさにその通りだと思う。手前味噌だが、それは『母のがん』

が生きたテキストだからだろう。これは、トップダウンの「教え育てる」がん教育ではない。当事者、学ぶことを想定されている側の人たちから、それを提供する人たちが「教え育てられる」がん教育だ。これとて、言うだけなら簡単なこと。今回の受賞作品を読んで、私たちはどのように変わることができるのか。

これを読んで私がすぐに連想したのは、ある病院の事務長さんの話だ。そこは「ホスピスのこころを大切にする病院」という理念を抱えている。「ホスピスのこころとは弱さに仕えるこころである」。「日ごろ〝表舞台〟に立つことが少ないとかく卑屈になりがち」だと思われる事務職がそこでは少しもそのようなことはない。なぜなら「自らの仕事の先に笑顔を浮かべる患者さんの姿や生き生きと働く臨床現場のスタッフの姿を見て」いるから、「それにつながる自らの仕事に誇りを持って」いるからだという。

そう思えるのは「ホスピスのこころ」があるからだと思っています。「ホスピスのこころ」は、時に割り符のようです。専門職も事務職もここに集うスタッフのみんなが、心の中に「ホスピスのこころ」という割り符を持っています。そしてそれを合わせると大きな一つの「ホスピスのこころ」になります。どれ一つ欠けてもいけません。私たち一人一人に課題を示して働く意味を与えてくれます。そして不思議なことにその割り符は、持つ者が増えることを拒みません。どんどん大きくなります。

（下澤、２０２１）

パズルと割り符。私の勤務する病院の患者さんたちは、パズルにどんなタイトルをつけているのか。

7.1 「なんで私が、今ここで、がんにならなきゃいけないんですか？」

では、『母のがん』を開いて、そこに嘘と秘密を探ってみよう。これはトータルペインを説明するのにいつも使う頁だ（94頁：写真4）。体、心、人間関係、そしてスピリチュアリティの順で読んでいく。

第一に、体。一番の特徴は「脱毛」だ。これは、化学療法が行われたということである。あとは？「痩せている」。そう、首から肩にかけて、シャツのサイズが大きく見えるのを、普通はそう読む。あとは？「車の中にいる」。そう、アメ車だから、左ハンドルで、助手席にいる。右下の四角の中の言葉は、運転席に乗っている人の内面のつぶやきということになる。ふたりの思いがずれているわけだが、それは後で。あとは？「顔は左右対称」。だから、ひどい脳転移はなさそうだ。左の眉が上がっているのは、驚きだろう。シャツが左前だから（ユニセックスでない限り）男物ということになるが、実は、それは作家の気分で、別の頁では右前だったりするから気にしなくていい。この人は女性、しかも60代だ。

次は、心。五年生存率の低さに驚いて、悲しんでいる。涙が溢れているから、これは誰にでもわかる。あとは？　車内が黒いのは、逆光だからというより、気持ちの暗さを示しているのだろうし、窓の風景が水平線なのも、（こんな大切なことを走行中に話すのはあまりにデリカシーに欠けるので、ないとして）停車中の車であれば、車窓の流れる景色ではなく、鬱積した気持ちを表現しているのだろう。

第三に、家族。ここで運転席にいるのは長女なのだが、「まさかこんな反応だとは思わなかった」と感じている。母親と長女との間には大きなギャップがあるわけだ。

最後に、ようやくスピリチュアル。もちろん「5%ですって?!」だ。何で私がここで死ななきゃいけないの？と同義である。がん患者が例外なく自問するものだ。

サバイバル地図からすれば、初期治療が終わったところだから、母親は急性期の終わりにいて、スピリチュアルな次元として死の直面化が起こっているわけだ。恐怖も不安も明らかだし、治療によって脱毛となり（女の髪は命だから）二次的被害もあると考えられる。

さて、ここまでの話は、看護師さんだと、STAS-Jというホスピス・緩和ケアの代理評価尺度を連想するかもしれない。実は、ここからが大切。このようにトータルペインの4つの次元を別個に明確化していっても、この画像（コマ）の肝は見えてこない。なぜか？　それは所見であって、評価がないからだ。ストーリーがない。

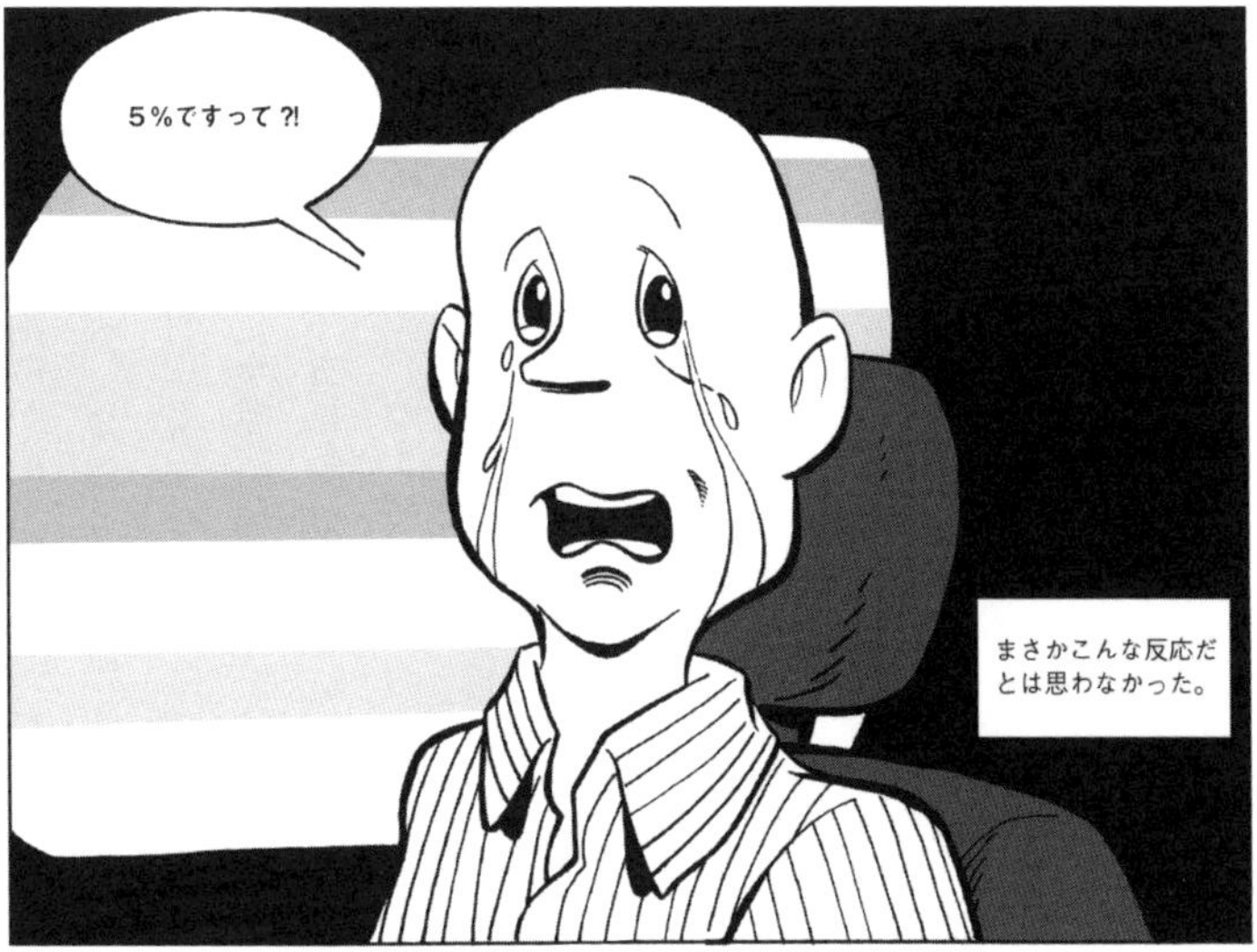
5%ですって?!
まさかこんな反応だとは思わなかった。

写真4　『母のがん』「5%の解決策」（p.94）

では、これを物語にしてみよう。5W1Hだ。「母親と長女は、初期治療が無事終了したことを主治医から説明され、長男と次女と別れ、長女の車に乗り込んだ。すると、突然、母親は涙を流し、『5%ですって?!』と言った。長女は、まさかこんな反応が返ってくるとは思ってはいなかった」。ここで明らかになるのは、この対話が、(マンガでは、脱毛がすでに示しているわけだが)化学療法が終わった時点でのものだということだ。ヒントは、全112頁中、このコマが94頁であること。所見を列挙していくだけでは、これがいつ起きていることなのかという、時間の概念が抜けてしまうのだ。つまり、母親の発言「5%ですって?!」は、普通なら、ステージ分類を教えられ、五年生存率を知らされた(あるいは自分で調べた)直後、すなわち治療の始まる前の自問であるべきなのだ。だから、長女にしてみれば、「今更、それはないでしょう」という反応であり、そんないい加減な認識でこれまでどうやって頑張ってこれたのってところなのだ。一方、患者本人にしてみれば、5%ということを忘れていたから(あるいは否認できたから)、ここまでもっと高い確率だと信じてやってこれたというところかもしれない。ここで明確になるのは、二人の間のギャップが、治療における希望に絡んでいること。希望が、いかにあやふやなものに基づいているかということだ。

ところで、実は、この場面はまだ続く。母親は自宅に帰ってから、長女と長男に電話をして、こう訊ねる。「5%ってどういう意味?」長女「うーん・・・そうね・・・お母さんと同じ病気の人のうちの5%の人がよくなったってことかな」母親「もしそんなに悪いって知ってたら、あんな治療なんてしなかったわ!」長男「ずいぶん前にこの話はしたじゃないか!」そして心の中でこう呟く「いや。しなかった。はっきりとは」(95頁)。

これは秘密だろうか。これは子ども達が示しているものの、親心である。嘘はないが、沈黙がある。なぜか。母親がこの5%に入るかどうかはわからないからである。それは謎なのである。この場合、隠す・隠さないといったコミュニケーションは微妙なものになっている。そして、もちろん、このようなコミュニケーションは一回限りのものとされ、治療経過中に何度か確認されることがないように力が働く。

7.2 「希望と絶望を行ったり来たりです。」

7.1のコマは、がん治療において必須の「希望」について、より深く考えるよう私たちを誘導する。さて、次頁の写真5は、「希望 vs.希望」というタイトルのコマである(45頁：写真5)。放射線治療(正確には、化学放射線療法、通称ケモラジ)が終ったことについて、医者が「これ以上の放射線に体が耐えられません」「私にこれ以上できることはありません」と言った場面だ。医者はけんもほろろな応対だが、長男はこう言う。「それでも治療が終わることはよいニュースだ」。これなどは、実際的な価値観に基づいた一つの希望である。

しかし、次の頁で、患者である母親は少しでも希望のかけらを手にしたいとばかりに粘る。「じゃあ・・・先生は・・・すべて除去できたと思いますか?!」医者「大変効果があったと思います。3週間以内にわかります」これこそコミュニケーションスキル・トレーニングが必要だと医者をなじるのは簡単だが、それでは芸がない。少なくとも彼は謎を抱えているのだ。しかも沈黙ですますことなく、3週間待ちましょうと現実的な提案さえしているのだ。ただもう少し温かみが欲しい。物は言いようである。そして、ここでも長男は冷静だ。「かあさんには、自分が聴きたい（聴く必要がある）ことしか耳に入らない。それ以外は聴こえなくなる：どちらにせよ、この医師ができることは他に何もない」。これまた、実際的な価値観に基づいた一つの希望である。

そして、重要な分析がある。「自分が聴きたいことしか耳に入らない」である。この状況では、人は容易に蚊帳の外に出る。伝えられたとしても伝わらなければ、秘密にされたということにもなろう。人は危機を迎えると、秘密を持たれやすい存在になるというのか。これへの対応には、文書手段がある。私は、いつの頃からか初回面接の電子カルテ記録を印刷して患者に手渡すことにしている。これこそ電子カルテの最大のメリットだと思う。手書きではコピーしても読めない。もちろん、

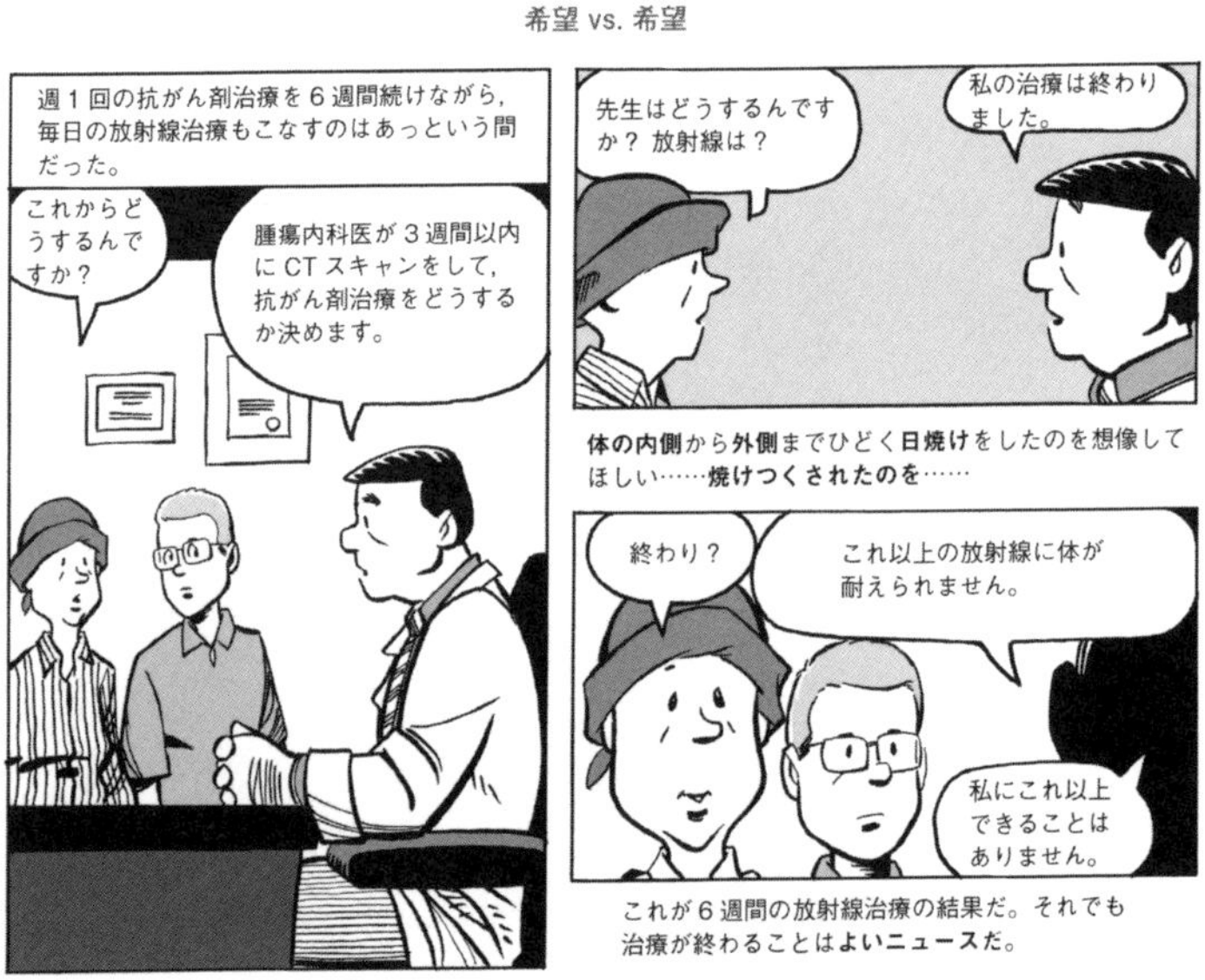
希望 vs. 希望
週１回の抗がん剤治療を６週間続けながら，毎日の放射線治療もこなすのはあっという間だった。

これからどうするんですか？

腫瘍内科医が３週間以内にCTスキャンをして，抗がん剤治療をどうするか決めます。

先生はどうするんですか？ 放射線は？

私の治療は終わりました。

体の内側から外側までひどく日焼けをしたのを想像してほしい……焼けつくされたのを……

終わり？

これ以上の放射線に体が耐えられません。

私にこれ以上できることはありません。

これが６週間の放射線治療の結果だ。それでも治療が終わることはよいニュースだ。

写真5　『母のがん』「希望 vs. 希望」（p.45）

印刷して渡すには多少の秘訣がある。個人情報の漏洩など世間を騒がす事件は、ひとえに医者がカルテを自分のメモ書き程度にしか認識していないせいだと言われている。カルテは患者と医療者双方のものであると認識されていれば、そのようなことはあり得ない。ＳＯＡＰでの記録で患者に折に触れて読み返してほしい内容をＳの中に具体的に話された通りに盛り込むのである。長さも全体でＡ４、一枚ほどに刷り上がるようにする。ナラティヴ・セラピーではこれを「言っていることから言われたことを救出する」という。

＊　＊　＊

ここからは時系列に読んでいこう。物語は、つまらない映画を借りてきた日の晩に突然、母が長女に「なんか体が半分になっているみたい・・・」と訴えるところで始まる。謎ではあるが、長女は救命救急室で働いていた看護師であるから、ＴＩＡ（一過性脳虚血発作）だろうと翌日、病院を受診する。すぐに、ステージⅣの肺がんだと診断されるが、家族会議の席で母はそれが理解できない。

7.3　「ステージⅣって、私はもうダメってことですか？」

ステージⅣの話は意外に難しい。たとえば、10頁では母がステージⅣと聞かされて「とてつもなく混乱している」と著者である長男によって語られている。母は「10ステージまであると思ってたわ！」と言い、「母さん、４ステージしかないんだよ」と呆れられ、一週間で十年くらい年を取ったようだと書かれる。「じゃあステージⅣってことは4カ所にがんがあるってこと・・・?」と問い直し、子ども達全員にドン引きされる。マンガでは子ども達は真っ黒なシルエットで描かれ目だけが白抜きになる。長男は「腫瘍のせいか?　ショック?　演技か?」と書き、「もしこれが演技なら。もしこれが同情ほしさや、罪悪感や哀れみを感じさせるためなら、あんまり面白くない」と思う。これが、家族が謎に直面した時の反応である。腫瘍のせい、ショックのせい、演技をしているとバイオサイコソーシャルに解釈してもうまくいかない。イライラは募るばかりだ。

本人の「否認」という防衛規制が家族には理解できないのである。ただ、遺伝学のラボで修士号を取得したアリスの母でさえ、常染色体顕性遺伝をするHDが女性には遺伝しないと思い込んだのも「否認」によるものではないかと第1章で論じたが、実はこの「否認」という概念も本当は難しいのではないか。自分が自分に巧みに嘘をつくということであれば、それは一体どういうことなのか。否認が起こるのは、圧倒的恐怖による。その理由の一つが、すでに5‐1‐2と5‐3でも述べた、ステージ分類の時間分類理解である。念押ししたいところだが、さすがにここでは繰り返すのは止めておこう。

これは、患者や家族向けのがん教育の一つの大切なポイントである。元々は、謎とか秘密という手の込んだ問題ではなく、もっとシンプルな知識伝達の問題である。

7.4　「何もかもがつらいのです。」

がんが他の病気と明らかに違うのは、当該臓器の症状で苦しむのがごく最後に限られることが多いということだ。闘病生活における苦しみのほとんどは、検査と治療によるものだ。急性期といえど、それは同じである。しかし、医療者にその認識はあまりない。

たとえば、心理的次元にある「抑うつ」はどうか。47頁に描かれているのは、抑うつにじっと耐えている母親についての長男の観察だ。これは、表紙に採用された一コマ（これが一頁全体に描かれている）に8つの観察事項が夜の闇に浮かぶ構図である。もっとも鮮烈なのは、その原因を母が「考える以外にすることがなくなったからだ」と長男が指摘している点である。認知行動療法的にも正しい見解だ。日本では古く、家族や友人が病気の治癒を願って、折り紙でツルを千羽折り吊るして贈る風習があった。今でもごく稀にベッドサイドで見られる。もちろん、この千羽鶴が有効だというエビデンスはない。しかし、これをもしも患者自身が行えば、十分、有効だというエビデンスは得られるだろう。なぜなら「考える以外にすること」としてツルを折れば、その悪循環を断ち切ることもできるからだ。下手な精神療法より当たり前の作業療法と言ってもいいだろう。

ツルは沈黙の中で折られるだろう。治るか治らないかわからないが、治って欲しいと祈りを込めて折る。この沈黙は、謎を維持する手段ではなく、謎に抵抗するものである。

50-52頁には、いわゆるスピリチュアルペインが描かれている。がん医療、特に余命が限られてきた時にスピリチュアリティが問題になると言われている。一昔前の『精神医学事典』によれば、「個人の存在よりもスケールの大きな、より超越的な存在との繋がりを指す」ものという定義が紹介されているが、今では、もっと広く使われる。たとえば、米国かかりつけ医協会では「自分の人生において意味や希望、安らぎ、そして内なる平和を見出す方法」となる。命の終わりを意識する時には、「体は死んでも物語は死なない」として、思い出を大切な人と共有することも推奨されている。ここに描かれた祖父の作った革細工の鞄がまさにその例である。

「思い出」とは沈黙の中に据え置かれるべきものではない。思いが表出されてこその思い出である。

また、53頁は、からだのつらさに関連している。このコマは「数学の国の母さん」と記されているが、サバイバル地図で言えば、急性期の身体的次元の中の「治療」に関連する。これこそ文字通り「画像診断」だ。がん患者は、当該臓器の症状など何も出ていない時期に、化学療法によって吐き気と脱毛、全身倦怠感というつらさを味わうことになった。そして、さて、その成果はいかに、というところで、たとえば、半径5センチの球体のがんが半径4センチになっていたとしよう。そこで、医者は何と言うべきか？　それがここに描かれている。画像診断の三次元性は小学生でも知っているごく当たり前のことだが、あれだけ苦しんだのにたった1センチしか小さくなっていないのかと絶望する本人と家族を前に、医者には慰めの言葉しかない。それではだめだ。患者と家族にはこう言って欲しい。「半径5センチのがんが4センチになったということは、その体積は、4×4×4/5×5×5＝64/125＝約0.5、つまりがんはだいたい半分になったのです」と。もちろん、これは、その逆の人にはわざわざ言うべきではない。このような説明を患者にしている腫瘍内科医を少なくとも私は見たことがない（この講義を聞いた後でそれにしたがってくれた医者なら知っている）。しかし、このマンガの読者である医療者なら、それが言えるわけだ。その差は、圧倒的だと思う。

がん医療は謎に満ち充ちている。それを少しでも減らすのが、正確でわかりやすいだけでなく想像力あふれる説明だ。

さらに、63頁（写真6）には、社会的なつらさというものが描かれる。実は、この家族の「父親」は母親の再婚相手で、下の妹は二人の娘だが、長男と長女は前夫との間の子どもである。母親の病状についても、長女は、一切伝えないという方針を強烈に打ち出す。母親もそれに同意せざるを得ないというところだ。長男も仕方なく同意。ところが、この後、父親が長男に電話で「母さんはどうなっているんだ？　電話にも出ないじゃないか！」と言った時、長男は「父さんに守るかもわからない秘密を誓わせた・・・そしてすべてを教えた」。この時の長男の言葉は心に沁みる。「父さんはまだ家族だ。それに、まだ医者でもある。父さんなら助けになるかもしれない。母さんの命は、一回の裏切りの価値があるか

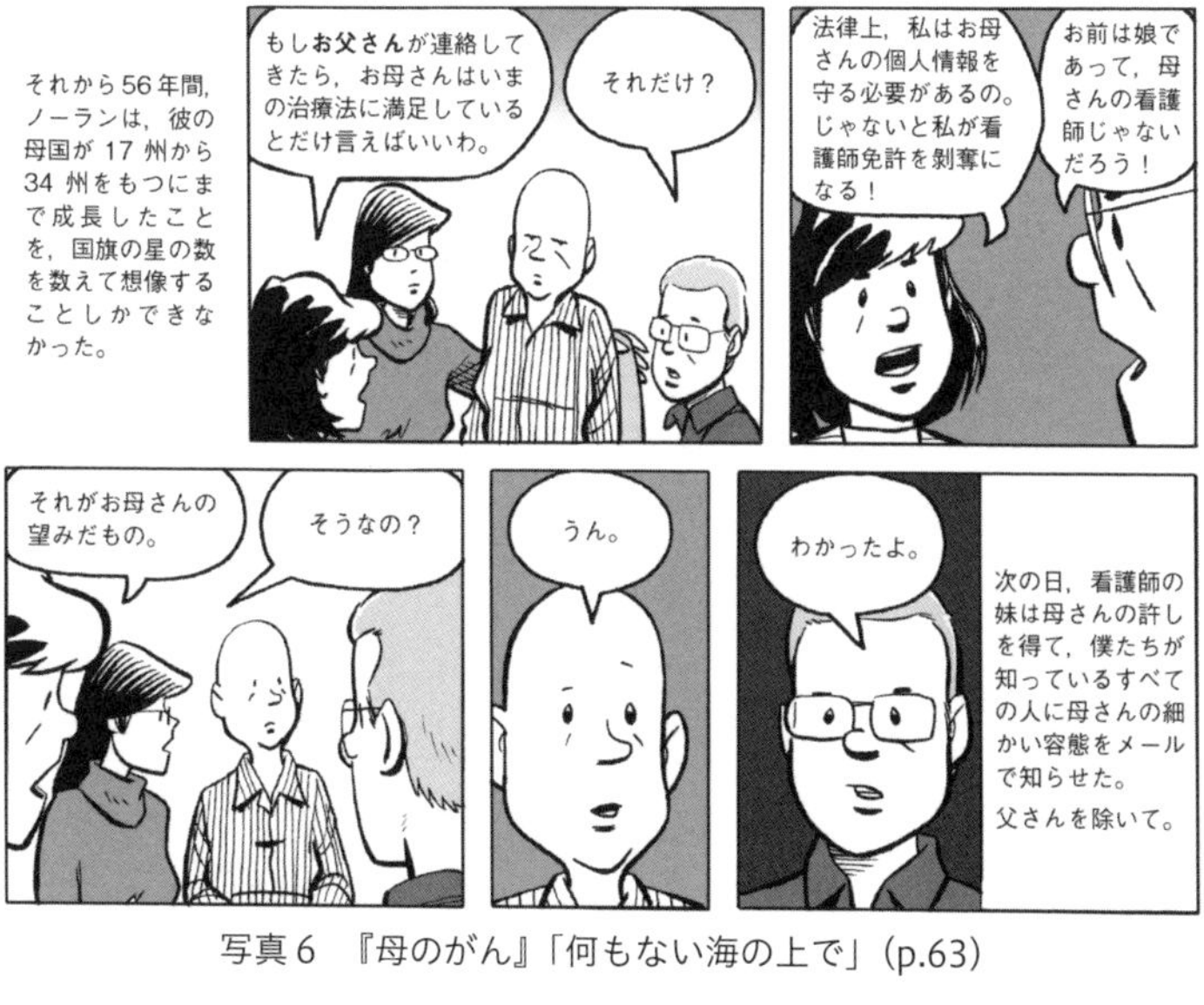
それから56年間，ノーランは，彼の母国が17州から34州をもつにまで成長したことを，国旗の星の数を数えて想像することしかできなかった。

もしお父さんが連絡してきたら，お母さんはいまの治療法に満足しているとだけ言えばいいわ。

それだけ？

法律上，私はお母さんの個人情報を守る必要があるの。じゃないと私が看護師免許を剥奪になる！

お前は娘であって，母さんの看護師じゃないだろう！

それがお母さんの望みだもの。

そうなの？

うん。

わかったよ。

次の日，看護師の妹は母さんの許しを得て，僕たちが知っているすべての人に母さんの細かい容態をメールで知らせた。

父さんを除いて。

写真6　『母のがん』「何もない海の上で」(p.63)

もしれないと思った」。そして翌日、母親が息子にこう言う。「お父さんと話したわよ。私がお父さんに電話したの。大人になる時だと思ったの」と。長男は自分が秘密を漏らしたということにならずに胸を撫で下ろす。

私たちは「社会的なつらさ」と言う。実際、ここで起こっているのは、家族という実態を切り分ける作業だ。がん治療に携わるべき家族とそれさえ知らされるべきでない家族に、家族が二分される。「身を切られるような思い」というけれど、これはまさにそういうものではないだろうか。切る方はその罪悪感に苦しむし、切られる方は憤怒の念に燃える。がんについてどこの誰まで話すかという問題は、実に感情的な問題なのである。

トータルペインの中に、紛れもなく「嘘と秘密」が紛れ込んでいる。そして、この先にあるのが「死にたい」である。当然、どう返答すべきか悩むわけだが、大概は、まず黙って、相手の次の言葉を待つ。「死にたい」には少なくとも二種類あって、治療や検査がつらくてということならば、それに対処するという展開が見込める。一方、もう十分生きたから終わりにしたいということになると、尊厳の問題が絡んでくる。ソンダースによれば、十分なケアがなされていれば、つまり十分に尊厳が維持されていれば、このような発言は聞かれないという。安楽死の問題も絡んでいる。となると、尊厳が維持されていないと感じられるのはなぜかと自問、あるいは相手と共に考えることに展開を求めることになるか。

7.5　「病気は受容しないといけないんですよね？」

『母のがん』のすごいところは、自分たちの痛みに距離を置いてマンガにしながら、そういう物語がどんな風に、時代や文化に左右されているかをきっちり描いているところだ。グラフィック・メディスンがいかにナラティヴ・セラピーに近いかを示している。

たとえば、88‐89頁は死の受容を勧めることへの抵抗を描いたコマだ。皮肉をきかせて、悲嘆の受容の五段階に関する通信簿になっている。1学期から4学期にかけて、悲嘆受容の5段階について一つずつ評価が追加されていくのだが、4学期には、以下のような評価がつけられている。否認A、怒りA-、取引C+、抑うつC-、受容F：「あなたを天国へ推薦することはできません」。米国ではキューブラー・ロスによるこの五段階理論は真実とされる傾向が強く、弊害さえ出ているようだ。これに合った悲嘆の段階を進んでいない自分はおかしいのではないかと自分を責める人が続出する。つまり、この仮説が世の中の規範となって、人々を苦しめているということだ。それに対して、長男は反旗を翻す。「いったい誰がこんなことを決める権利があるのだろうか？　これは母さんの人生だ。彼女こそがエキスパートだ」と。締めの言葉がすごい。「誰もがいつか死ぬ・・・それでもあがくことを恥ずべきじゃない」。あがくべきではない、ではない。静かに死ぬ（沈黙せよ）ではないのである。恥さえも再考していく気合いに私はほとほと感心するのである。ここには、ディラン・トマスの「優しい夜に静かに入って行かないで」"Do not go gentle into that good night" がこだましている。

第8章

沈黙の諸相

8.1　マクロな沈黙、ミクロな沈黙

第1部では『ウェクスラー家の選択』の読み込みを通じて、嘘と秘密の周辺に謎と沈黙があることをみた。そして第2部では余命や病名などの告知場面やアピアランスにまつわることがらを嘘と秘密を切り口として論じたのち、トップダウンの視点を補うべく、当事者（がん患者の家族）の視点から書かれた『母のがん』を取り上げて論じた。本書の締めくくりとして、沈黙を切り口として論じておこう。沈黙は医療者が最も苦手とするところだと思うからである。視覚優位の医学が沈黙を苦手とするのはなぜか。

昼間は太陽に照らされてそれぞれの事物の輪郭線は明瞭となりその多様な世界が姿をあらわすが、夜の闇の中では万物がその姿を消して漆黒の中に溶融し、その痕跡も消える。沈黙というのは闇夜に似て全てを飲み込むところがあり、そこにさまざまな形があることは気づきにくい。ただし、「闇」という形声文字

の成り立ちを考えると、このアンと発音された漢字は、「暗」や「諳」を連想させる一方、門の中の音は視覚によらないという意味ともなる。門が閉ざされ光が入らない状態、視覚が効かない状態、これを光がなくとも音はある状態と読み替えるならば、その音さえない沈黙とは闇より深いということになろうか。

ここまでに検討した沈黙は、『ウェクスラー家の選択』に刺激された、どちらかといえば、マクロな沈黙である。日々繰り返される行動パターンとしての定常状態であり、家族をいくつかのサブシステムに分断しさえもする。アリスの母は自分がハンチントン病の家系であることを夫にも娘にも黙っていたが、それは否認によるものであった。状況がわからないから沈黙せざるを得ない。こういう時は、問い詰めれば問い詰めるほど沈黙の闇はさらに深くなるだろう。父が母のＨＤのことを知ったのちも、父は娘たちに対して沈黙を保ったが、これは否認という無意識の防衛規制によるものではなく、秘密を保持しようと意識的になされた沈黙である。母自身がＨＤであることが判明した後は、父は母に対して沈黙を貫く（病名を伏せたままにする）ために「変性疾患である」という嘘に頼った。秘密を保つための沈黙は嘘につながる危険を孕んでいることを弁えておく必要があるだろう。

一方、診療場面で生まれる沈黙はミクロな沈黙と言えようか。「今、ここで」の相互作用である。診察中に沈黙となったとき、私は、しばらく様子を見守った後で、「私がこうして黙っているとプレッシャーに感じられますか」と尋ねることが多い。「ええ、先生が黙ってしまわれると、何を言ったらいいのかわからなくなって、プレッシャーを感じていました」と言われた時は、負担にならない程度に言葉を繋いでやりとりがスムーズにいくようにと心がける。たとえば、「すみません、私自身もいろいろと考えてどう言葉をかけようかと思っていたのです」とこちらの心のうちも伝えたりする。

「プレッシャーに感じますか」と尋ねると、ハッと我にかえったような表情になり「いえ、すみません。いろいろと考えていましたので、黙ってしまいました。プレッシャーということは全然ありません」と言われることもある。そういう時は安心して沈黙に浸れる。「次々と考えが浮かんできて、頭が休まる暇がないです」と言われた方もある。こういう時は、傍から見ると沈黙して呆然としているように見えても、頭は忙しく活動しており、空回りすると焦燥感が増してくるので、要注意という旗を頭の片隅に残しておいたりする。

8.2　「銀色のユリ」と沈黙

本書のエピグラフは、ルイーズ・グリュックの「銀色のユリ」から引用したわけだが、どれくらいの読者が実際にネット検索して詩の全体を読まれたのだろう？　もちろん本書のキーワードである嘘と秘密と謎と沈黙が印象付けられることを狙ったわけだが。お節介ではあるが、前節で述べたマクロの沈黙とミクロの沈黙をよく表しているのではないかと思うので、詩など全く素人であるが、その視点からたどってみたい。

冒頭の「夜はまた肌寒くなり、春のはじめの／ように、再び静かになりました。話しかけたら／お邪魔ですか？　今なら／二人きり、沈黙も必要ありません」。ここからどんな情景、人間関係が想像されるだろう。この二人の間には家族には言えない秘密がある。しかし、夜も更けて、彼ら以外の家族は眠るか各自の部屋に退散し、二人の会話が聞かれる恐れがないとなれば、それに気兼ねすることなく会話ができる。沈黙から解放されるわけだ。マクロの秘密が小休止となる合図でもある。

第二スタンザ「庭の向こうに見えますか――月が出たのが／わたしは次の満月を見ることはないでしょう」。語り手は作者と同じ女性だとして、想像すると、この女性は余命ひと月だと思わせる。病名はわからない。もしかすると、自死の気持ちを固めたのかもしれない。

第三スタンザ「春に月が出れば／時間は果てしなく、スノードロップの花は／開いて閉じて、カエデの翼果は／淡く旋回しながら落ちていく／白に白が重なるのは、月が白樺の梢にかかる時／そして、木が分かつ小川の淵に／水仙の初葉が月の光の下で／薄緑がかった銀色に輝く」は、この一年の春夏秋冬を振り返っているわけだが、四季の移ろいは人生の移ろいでもあり、ここで女性が命を愛おしんでいるように読める。

そして、第四スタンザ「私たちは終わりに向かってあまりに遠くまで一緒に来たから／終わりを恐れることもない。こんな夜には、終わりが何かわかっているのかどうかさえ／はっきりしない。あなた、さっきまで男の人と一緒にいたのね・・・」。二人でそれなりに長い人生を歩んできたことが示唆されるが、「終わりが何かわかっているのか」さえ不明瞭だとはどういうことか。遡って、そもそも人生の始まり、人生全体さえ自分に現実味がないとでも言いたいのか。「あなた」と殊更に、呼ばれるからには、ここで明らかにされた男への確認は、ミクロに沈黙が開示されたということか。普通に読めば、夫はバイセクシャルであり、今まさに男と会ってきたのでしょう？　これは、マクロには沈黙で対処され、ミクロではその都度、開示され得るものでそれなりの波紋を来す。

そして、最終スタンザ「はじめて泣いた後では／喜びも、恐れのように、音を立てないのね?」は、自身の今の感情に焦点が当てられている。喜びも恐れもと同列に語られるのは、失感情的な訴えなのか。「音を立てない」は沈黙を示唆しているのか。

8.3　沈黙と感情

「沈黙」では文字通り、言葉は交わされない。したがって、言語的なやりとりから別の部分に目を向けねばならない。ここで手がかりとなるのは「感情」だと思う。

ウェクスラー家のアリスとナンシーがハンチントン病の遺伝マーカー検査を受けるか否かを考え始めた頃の家族会議での出来事。1985年6月30日。父は一日中待たされて、疑陽性の高さを知らされ娘たちが検査に無頓着だと怒りを爆発させた。非難された娘たちは感じたり考えたりできなくなった。その後、しばらくの間、「父の激怒によって私たちは沈黙させられたような感じであった」（304頁）。アリスの日記からの引用である。

後になってナンシーは、「マーカーが発見されてからというもの、自分たちのどちらか、あるいは両方がHDの遺伝子を持っているかもしれないということは、頭では理解していても、その可能性が感情的にしっかりわかるということはなかったかもしれない」と言った。父がその可能性について話を持ち出したことは、ナンシーにとって「心の中で目が開く思いだった」らしい。「発病の可能性ってことを感情的なレベルでどう捉えるかという段階に達したということね。おかげで、私たちが何をするにしても、他の人たちにも、多大な影響を及ぼすことになるということがはっきりしてきたわけ」（３０４頁）

これに続いて語られるのは、アリスがナンシーのようには父の考え方に納得できなかったという告白である。父は、検査自体の精度に疑問を抱き、かつ娘たちがその結果によって人生を奪われかねないと深く危惧した。父はそれまで娘たちには遺伝していないと楽観的であったがゆえに、その豹変ぶりには誰もが驚いた。しかし、それを感情的レベルで捉えた結果だとナンシーはポジティヴに捉えた。２：１である。もともと、父とナンシーは行動の人であった。母のために権利擁護団体を立ち上げ、１９８５年のこの時点では遺伝マーカーを抽出して飛ぶ鳥を落とす勢いである。父親とはいえ、娘たちを力でねじ伏せるのは不可能であったはずだ。つまり、この沈黙には、父とナンシーの協働が見て取れるのである。沈黙は権力によって構成される。

これに関連して想起されるのは、ナンシーの示唆する以下の事柄である。「リスクのある人が直面する最も心理的に受け入れがたい考え方の一つが、自分を完全にランダムな遺伝学的アクシデントの受動的犠牲者と捉えること」(Wexler, 1979)。最も心理的に受け入れがたいときは、最も感情が動かされ、最も言葉を失う状態にあるということだ。そもそも、感情が心理学においても精神医学においてもずっとないがしろにされてきた領域であることは、行動や認知面での業績の華やかさと比べれば明らかであろう。なぜだろう？　私たち、つまりこのような領域で働く人間はなんと言っても、言葉の人なのではないだろうか。言葉のないところに知的関心は向かわないのではないか。感情的になれば、患者の口から出る言葉はどれも似たようなものとなる。つらい、悲しい、あるいは言葉もなくさめざめと泣く。そして、ここにランダムな事柄の拒絶がある。ランダムではお話にならない。人はこうも物語に惹かれるものなのか。まるで抽象画を嫌う大方の人々のように。

8.4　黙殺としての沈黙、祈りとしての沈黙

私は29歳の頃、米子《よなご》（鳥取県西部の市）で小児神経学の研修をしていたのだが、その時の指導医から突然、近況報告が届いた。隔週のバイトで始発の特急に一緒に乗り込み、帰りは江津《ごうつ》（島根県西部の市）駅前のスーパーでワイルドなサバ姿寿司を買い込んで東京行き夜行列車の夕方発の堅い座席で魚臭さを車内中に撒き散らしてかぶりつくことを御教示くださったK先生である。*Lancet* に論文を載せたことのない奴とは口をきかないと嘯いた彼が今は在宅ケアに燃え、ALS患者のレスピレーターを見事に管理する。その人の論考の参考文献に洒落たタイトルを見つけた。「沈黙の底に潜む看護師と患者の相互作用」（小林、2011）。素晴らしい臨床記述もさることながらこれを博士論文として指導する人たちも立派だ。「沈黙の背景には看護師と患者の語らない世界、感じ取る世界、語れない世界という三つの世界が浮き彫りとなり」など。そこでひときわ光るのが『小児がん病棟の子どもたち』（田代、2003/2021）からの引用であ

った。実は初版の青弓社本、刊行時に著者から謹呈されていた――17年の積読。それは仕方のないこと、読書には至適タイミングがある。

『小児がん病棟の子どもたち』でやはり最も興味深いのは第3章6節〈ほかの子どもの死、あるいは「死およびそれを連想させるもの」を峻拒する〉のこの記述。マクロな沈黙が微細に記述されている。

　ふと見ると、その話に加わらず、左の列の入り口にいちばん近いベッドにいる林君がひとり、熱心にファミコンをしている。すると突然、ファミコンをリズミカルにやりながら誰に向けるのでもなく、大きな声の独り言のように、「あのさあ、来年からいく中学校の先輩の話なんだけどさあ、がんで死んじゃったんだよね、その先輩。まだ、中学二年なんだけどさ、病気になって入院して、で、その先輩ががんでさ、それで死んじゃったんだよ」と発言する。その唐突さと「話の内容」に私はびっくりする。そして、あわててまわりを見わたす。すると、その林君の「発話」がでるまでは飛び交っていた「ざわめき」はすっかり消え失せていた。そのかわり冷えびえとした「沈黙のようなもの」があたりをおおっている。私は、それこそ「息をのんで」どうなるかを見ている。ナースの岩出さんもほかの子どもたちも静止画のようだ。動いていない。そして、もちろん、だれも林君が発話したその話題に乗らない。誰かが回答することもない。無言のままの、静まり返ったままの冷ややかな雰囲気となる。しかし林君は、雰囲気が一変したことがわかっているにもかかわらず、誰も答えてくれないことに「いらだち」を募らせてか、ふたたび特定の誰かに話すのでもなく、大声で「がんだったんだって。その先輩」と念を押すように言い放つ。もちろん、今回も誰もその話に乗らないし応答しない。しばらく沈黙が続く。すると岩出さんが、そばのベッドにいた松井君に「このゲーム、最後までクリアしたことあるよ」

と話しだす。松井君はわれに返ったように、「え、本当、すごいなあ。ここのところ、ひっかかるからなかなかうまくいかないんだ」と答える。それが合図であるかのようにほかの子どもたちも、自分たちのゲームや会話に戻りはじめる。

（初版、68頁）

小林論考に引用された71頁よりはるかに強烈だ。そして、これについての（詩も書く）田代さんの記述が印象的。

まるでなにごともなかったかのように、先ほどの「沈黙」の上に「ざわめき」とファミコンの「電子音」が雪のように降り積もっていく。いまはもうすっかり降り積もってしまって、「沈黙」の痕跡さえ見えなくなりつつある。

（68 - 69頁）

私にはこういう比喩は思いつかない。雪は大抵、街の垢を隠して一夜にして美しい風景に変えるというように使われる。この沈黙は垢なのか。田代さんは、こう書いている。

しかし、私がその場の状況に立ち会って感じたのは、現象的には「沈黙」であっても、そこにいたまわりの子どもやナースの雰囲気は、どちらかといえば積極的なある種の意志を感じさせるものだった。それは「沈黙」というより、「黙殺」という雰囲気だった。

（69頁）

四半世経った現在、田代さんは今でもそう感じるのだろうか？　黙殺でなければ何か？　祈りか？　祈りは黙ってするものだから。あるいは、沈黙それ自体を漆黒にたとえ、その闇が少しずつ消えていくのはどうか。それよりも静止画メタファーが使えるか。沈黙を時間の停止にたとえる。いや、やはり「黙殺」に降り積もる雪なのだろう。

後日、雪と沈黙と死と詩を一気に再考する論考（小林ほか、２０１９）を見つけて、詩を書いた（というより散文を詩化した）。

さまよう林君

you must ask yourself:
where is it snowing ?
White of forgetfulness,

Of desecration—

It is snowing on earth; the cold wind says

この雪は林君が病気になったことに対する
母の嘆きが降らせたものだ

詩人はそれがどこで降っているのか
自問することを読者に強要するが

雪はもちろん病室に降っている

「冒涜の白」は雪を想起させるだろう
するとその雪は

母の悲しみを表しつつ
入院治療という事実を覆い隠す雪でもあり

それを忘れようとする行為そのものと言える

（Luise Gluck／小林愛明ほかをもとに作成）

8.5　沈黙の底で

沈黙を黙殺としないために、沈黙をどう体験するかが鍵となるが、私は医師としてのキャリアのスタートから沈黙と取り組まざるを得なかった。医師になって初めて担当した石山さん（70代男性、仮名）は沈黙の底に私を誘った。統合失調症で長年にわたって抗精神病薬を内服した影響と思われるパーキンソン症候群が悪化し、精査のために入院された。入院してまもなく、食事中に誤嚥し、窒息してしまった。看護師が気づいたときにはすでに意識がなく、心肺停止状態であった。すぐに蘇生処置が施され、なんとか心拍は再開したが意識は戻らず、脳死に近い状態であった。呼吸は人工呼吸器によって維持されていた。私が担当したのは、こうして植物状態になって数日後のことだった。

奥さんは仕事をされていたが、毎日夕方になると見舞いに来ておられた。ご本人が統合失調症ということで、奥さんも苦労されたのではないかと思ったが、奥さんからは「主人は天文が好きでした。星空を夢見るようなロマンチストが生存競争の激しい社会に出て大変だったと思います」、「どんな罪なのかわかりませんがこの人が一人で引き受けてくれているのかもしれません。何でこの人がと思うんですが」と、本人を心配し、労う言葉が聞かれた。無理に取り繕っている感じはなく、純粋に心配している気持ちが伝わってきた。病歴は数十年に及ぶが、結婚もされていたし、子どもさんもいらっしゃった。大学生になっていた娘さんはとてもしっかりした感じで、学校の合間を縫ってよく見舞いに来ていた。

私は、夕方に5分間程度と時間を決めて、毎日、なにもせず、ただそばにいる時間を作ることにした。これは心理療法における治療構造という考え方を念頭においてのことだった。夕方になると、ベッドサイドにあるパイプ椅子に腰を下ろし、話しかけてみる。当然ながら返事は返ってこない。どんな人生を送ってこられたのだろうか。何かしたいことがあるだろうか。今何を思っておられるのだろうか。周囲の気配を感じておられるのだろうか。最初は、そんなふうに問いが浮かんできたが、問いを発してもそれらは全て、沈黙の中に響く。報われることがないと悟ったからかどうかはわからないが、私の思考モードはじきに変化した。問いかけるのは止め、今、眼の前にいる石山さんが世界をどう体験しているか、追体験してみようと考えるようになった。

もし石山さんに意識があってこうしてベッドの上に寝てみているとしたらと思って天井を見上げしばらく眺めてみる。天井の模様がロールシャッハテストのインクの滲みよろしく、いろいろなものに見えてくる。そうしてぼーっと眺めているだけでも、意識の水準が下がってくる。そうしているだけで5分間はあっという間に過ぎる。

翌日も同じようにパイプ椅子を持ってきてベッドサイドに腰掛ける。今日は目を閉じて耳を澄ましてみる。ナースステーションのすぐ前の4階北病棟の個室。ナースステーションの扉が開くたびに中の声が漏れ聞こえてくる。スタッフの笑い声が妙に耳に響く。モニターの音も気になる。私の噂をしているのではないだろうかと疑心暗鬼になったりする。そうかと思うと、ストレッチャーがカタカタと足早に運ばれていく音にハッとさせられる。誰か急変したのだろうか。緊急入院だろうか。もう5分経っている。

翌日は呼吸を同期させてみようと思う。人工呼吸器の呼吸に合わせて息をしてみる。結構苦しい。揺らぎがないのもその一因だろう。すぐに同期は崩れ、自分のペースの呼吸に戻ってしまう。呼吸が自律的に調整されることのありがたさとその強さを思う。おっと、もう5分経っている。また明日来ます、と挨拶をして部屋を出る。

このようなことを日々繰り返しているうちに、この5分間は、心を空《から》にして、ただそばに存在しているという感じになってきた。私自身の意図や計らいは脱落し、目の前の石山さんと一体になるような奇妙な感触であった。これがもし、普通に話せる患者であれば、話された言葉、その表情や仕草などさまざまな情報がこちらの感覚を刺激して、その感覚刺激の処理に追われることになり、頭も心も空にするということは難しいだろう。しかし、沈黙の中で出会う石山さんは微動だにせず、もちろん言葉を発することなく、ただそこにおられる。そういう存在を前にして、こちらも、余分な邪念を抱くことなく、ただ傍に居て、石山さんの存在を感じるということを心がけるようになった。

こうして沈黙の5分間は石山さんが亡くなられるまでひと月余り続いた。このようなスタンスで会い続けることは、5分間と時間が区切られていたからこそ、可能だったと思う。こういう存在の仕方は四六時中できるものではないからだ。石山さんは意識を回復されることなく旅立たれたが、私の夢には二度現れてくださった。それを私の自己満足と思う人もいるかもしれないが、夢は思うようにみられるものではないのだから、それほど単純ではないとだけ言っておこう。

私は、話を聞くときに、最初は一度、こちらの思いを空にして相手の話を聞くという診療スタイルを意識的に行うようになったが、その土台を形作ってくれたのが、この5分間の沈黙であった。

8.6　ナカグロ

石山さんに鍛えてもらった、心を空にする聴き方が、がん患者とのやりとりにどのように生かされているのか、事例に沿ってみてみよう。私は、患者とのやりとりを記録に残すとき、沈黙が続いたことを示すための記号として・(中黒《ナカグロ》)を使ってきた(註1)(点の数で沈黙の長さも表している)。このような形で沈黙も記録に残しているので後で振り返って考察することが可能となる。コミュニケーションの講義では沈黙も大切であると言われるが、沈黙にも意識を向けて記録に残しておかないと、臨床実践に即したその本当の意義は見えてこないだろう。

14年前に急速進行性糸球体腎炎を発症して人工透析の生活となった萩本さん(70歳、男性、仮名)は、1カ月余り前に腎がんと診断され、抗がん剤治療が始まったが、病勢の進行を抑えられず、病状が悪化する中で、意識も混乱し始めたため、緩和ケアチームに依頼となった。私が最初に萩本さんのところに訪室した時のやりとりは以下のような具合である。〈　〉内は私の言葉、地の文は萩本さんの言葉である。

(註1)中黒を沈黙を表すために用いるのは、文字記号の使い方としては間違った使い方のようで、…(三点リーダー)を用いるのが正式の用法のようである。無知を晒すようだが、これまで私(K・66)はこの表記を用いてきたので、ここでもそのまま使わせていただく。

〈主治医の先生からの紹介で伺いましたが具合はいかがですか?〉・・・〈しんどいですか?〉そうだね。背中がかゆい（と言われ背中を掻き始める。一緒に訪室したチームの看護師が察してベッドの反対側に回り、しばらく背中をさすっていると）気持ちいいね。・・（そのまましばらく沈黙を味わった後）〈夜は眠れますか?〉眠れていると思うよ。〈痛みは?〉痛みはない。・・取引が・・取引が気になる。裏をかかないと。勘定が・・ここにあるでしょう。勘定をちゃんとしないと。陥れようとしている。・・オプジーボ。(註2)オプジーボやった。・・・〈いろいろと大変ですね〉。そう。〈また顔を見に来ますね〉。見に来てよ。絶対だよ。

萩本さんは、最初に挨拶をして「具合はいかがですか」と問いかけても、無表情で押し黙ったままだった。声が届いていないのか、どう答えたらいいのか戸惑っておられるのか、表情からは測りかねる様子だった。ここでしばらく沈黙となるのだが、その際、私は、石山さんの時に体験した、「心を空《から》にして、ただそばに存在しているという感じ」のモードになり、「私自身の意図や計らいは脱落」して、目の前の萩本さんの視点から見るようなモードになっていた。石山さんのところで鍛えられた心身脱落モードとも言えるような聴き方が、このような場面で生きてくるのである。

同時に相手の様子も見ながら、なんとなく自分がしっくりきたタイミングで、「しんどいですか？」と沈

（註２）抗がん剤の一種。

黙を破った。すると今度は、すぐに「そうだね」と返事が返ってきた。少し安心されたからであろう。暗い闇の中で彷徨う人に向かって声をかければ、大声を上げて逃げ去るか、怖がって立ちすくんでしまうかするのが本能的な反応だが、暗い闇の中でも、そばで見守ってくれているという安心感が持てれば会話も可能となる。常識的な感覚で対応しても、混乱している意識状態の患者（医学的にはせん妄と評されることが多いだろう）がいる世界に入っていって安心してもらうことはできない。

「そうだね」と返事が返ってくるとすぐに、「背中がかゆい」といって背中を掻き始められたので、少し意識の緊張が緩んだ感じになった。すぐに一緒に訪室していたチームの看護師が察して背中をさすってくれたが、それに対しては「気持ちいいね」と表情が和らぎ、しばらく沈黙のまま待った。この時の沈黙は「気持ちいい」という感じに私自身も止まってそれを味わう感じであったので、最初の「心身脱落モード」の沈黙とは異なる。この「気持ちよさ」を共有した後で、会話が流れ始めたことを考えると、この2種類の異なる沈黙が、言葉によるやり取りの土台を形成したと言える。

この後、〈夜は眠れますか?〉に「眠れていると思うよ」、〈痛みは?〉に「痛みはない」という件は問いに対する的確な答えが返ってきている。次の「ナカグロ」に示される沈黙では、言葉のやり取りがスムーズになってきたので、次にどんな語りが出てくるかを、関心を持って待つような「探索モード」の沈黙と言える。「取引が・・取引が気になる」という形で始まった語りは、ストーリーの筋をたどろうとするような「なぞりモード」の沈黙で、ここでは筋書きだけでなく、背後にある感情にも目を向けて聞いているので、私としては、「いろいろと大変ですね」と返したのである。

このように、10分足らずの短いやり取りの間でも、「心身脱落」モード、「感情を味わう」モード、「探索」モード、「なぞり」モードなど、さまざまなモードの沈黙があることがわかるだろう。沈黙は外的には何もなされていないように見えるが、この事例を通して、沈黙の中で生じていることを丁寧にみていくことが必要であると改めて思い知らされた。このように、沈黙の多面性について考えることができたことも、萩本さんの話を聞く上で生かされているだろう。

8.7　結果としての沈黙、過程としての沈黙

病名告知と余命告知については第5章で論じたが、再発が見つかった場合も、極めて大切な病態理解を含むコミュニケーションとなる。ミクロな沈黙が重要な役割を果たす場面だ。ここで患者さんの家族に伝達されなければならないのは、手術ができないこと、がんが治癒することはないこと、そして化学療法をずっと（多くは死ぬ直前まで）継続しなければならないことである。再発の知らせだけでも耐え難いのに、さらにこの三つの情報を理解し、それに合意しなければならないのである。いかに酷なことを要求しているのか、まず支援者は理解しなければならない。

ここで多くの患者は「治療はないのですか」という。再発をしたときに根治を目指すことが難しいことは多いので、治療目的は「がんを治す」ことではなく「延命」になるということを説明することになるが、ここで齟齬が生じやすい。患者は「延命治療しかないわけですね？」と言う。もちろん、医療者が使う「延

命治療」とは意味が違う。「生き延びるための治療」という意味で、わざわざそんなにも恐ろしい言葉を患者は選択するのである。そのような状況で冷静な理解ができるだろうか。患者はなぜ手術ができないのかと執拗に問い続けることだろう。こういう状況では、沈黙を挟みながら、患者が考えていること、感じていることをうまく掬うことができれば、ズレも少なくなる。

しかし、外来患者にはたかだか30分の分単位の時間しか与えられないのが常だ。医者には説得力のいる言葉が必要だ。そこで（稀なことであると信じたいが）「ステージⅣ」という用語が使われることもある。しかし、これは適切ではない。ステージ分類とは、初診時にどれだけの空間的広がりを持っているかを示すものである。リサーチツールとして使用されるが、再発時には使用されない。ステージⅣと言われれば、もちろん、患者はすぐに沈黙するだろう。時間分類でその用語を理解するからだ。そうなのだ、自分にはもう時間がないのだ、手術などしても意味はないのだ、と。その理由は、医師が伝えたい理由とは全く異なる感情的なものであっても、とにかく患者がそれ以上の不理解を止めるのであれば、外来診療は終了する。

このような流れになる背景には、医療者が曖昧さに、あるいは沈黙に耐えられないということがあるのではないだろうか。余命のところで論じたが、余命は「実在」ではなく「変動」であるということがわかっていれば、余命にしろ再発後の経過にしろ、（ある程度の予測は立つにしても）究極的なところはわからないと、腰を据えて話を聞くことができるのではないか。生半可に「あと半年」というような情報を医療者が持っていると、「あとどのくらいですか」という言葉の背後にどういう思いがあるかわからないまま、伝えてしまうことになるのではないか。

しかし、沈黙は、患者の思いが表出される土壌にもなる。沈黙をうまく活かして、再発という状況を共に進んでいくための道を探していくことができる。ただ、外枠がしっかりしていないとこちらも安心できない。カウンセリングの場合は時間枠が決まっているので、極端な話、終了時間が来るまで黙っていてもよい。時間が来たら終わればよいのだから。普通の診療の中ではそうもいかないから、たとえば１分待っても言葉がなければ、「次回にしましょうか」とか、入院患者であれば「また来ますね」と声をかけて、考える時間を設けるということもできる。このように、自分の中である程度目処を持っておく方が腰を据えて沈黙に浸れる（診療場面の沈黙は、１分でも相当長く感じるだろう）。

8.8　シシリー・ソンダース、沈黙を推敲する

１９６３年12月のある土曜の夕刻。彼女は、クラシック音楽の新しいレコードを探しに図書館に出かけた帰り道、目抜き通りに面したギャラリーのショーウインドウにかかっていた青い十字架の絵に心惹かれる。彼女にギャラリーを覗く習慣はなかったから、すぐに愛車モーリスを停めたのは余程気に入ってのことだろう。個展は最終日で他に客はなく、オーナーは最後の仕事とばかりにゆっくり接客した。そこにあった絵はどれも強く彼女に訴えかけ、彼女はその中の一枚を買い求めた。その画家は、彼女が３年前に看取った恋人と同じ年頃の、しかもポーランドの同じ地方の出だと聞かされた。月曜に絵を受け取りに行くと画家の住所を教えられたので、週末には手紙を書いた。自分はホスピスで働く者であり、ホスピスには

アートが必要だと思ってはいたが、あなたの絵にその具現化された形を観たと。画家は画業40年にして初めてその社会的意義を真正面から認められ、ホスピスに寄贈すべき作品を選んで欲しいと彼女をアトリエに招く。彼女は作品に恋をし、次いで彼に恋をした。しかし彼には、長年別居生活を続ける妻がいた。45歳の女医と62歳の画家。

彼女とは、その4年後に最初の患者を受け入れる世界で最初の近代ホスピス、セント・クリストファーを創設したシシリー・ソンダースである。いつしか二人は一緒に暮らしはじめ、彼は彼女のホスピスで絵を描くようになる。スピリチュアルな絵がふんだんに飾られ、画家がホスピスに常駐して患者や家族に絵筆を持つように勧めれば、どんなことが起こるのか。端的に言えば、絵を見ること、絵を描くことによる癒しが得られるであろう。ホスピスという建物自体の雰囲気も大きく変わる。ソンダースの夫の絵が人々に及ぼす影響について、シスター・メアリー・エレノアはこう語っている。「最初、私は目を覆って、絶対に嫌ですと言いました。でも、今ではどうしたらその絵なしでやっていけるでしょう。その絵は内なる目で見なければならないのです。形はすべて間違っていますが、形が告げるものは天の光そのものなのです」。ギャラリーは、ひとりのオーナーの手による単一志向性とその明確さが顧客にとって決定的な意味をもつ。その親密さこそが命だ。

緩和ケアにおいて沈黙について最も多く発言してきたのはやはりシシリー・ソンダースではないだろうか。１９６５年の講演録「私と共に目を覚ましていなさい」はセント・クリストファー・ホスピス開院前のマニフェストであるが、そこでの「象徴と宗教的儀式を通して」という項目全体を多少長いが、引用したい。

キリストは、私たちが学ぶあらゆる技術の中に、そしてあらゆる象徴や宗教的儀式の中に存在するでしょう。そこには、一杯の冷たい水による聖餐も、弟子の足の清拭も含まれます。これらのすべてが、神の患者へ愛について当人に静かに語りかけることでしょう。セント・クリストファーの建築設計や内部装飾も、建築家によって長く考えられ、素晴らしい洞察と想像力でもって設計された以上、同じように静かに語りかけるでしょう。とりわけ、それはチャペルの設計と、私たちと信仰を同じくする芸術家によって特別に創造された絵画や十字架のキリスト像、彫刻などにおいて、あきらかだと思います。私たちのメッセージが異なる形で示されていることが、とても大切です。患者が、話をするのがつらくなった時でも、目に映る物によっていかに受容されているか、私は繰り返し見てきました。往々にして、ほとんど言葉にならないことが大切であるのは、言葉にすることで本当のメッセージがあまりに容易に遮断されてしまうからです。

人々とのコミュニケーションのほとんどは、言葉によらないものですが、これは重い病いにある者とのコミュニケーションにおいて、特にそうです。入院直後に「また安全を感じられて素晴らしいわ」と言う患者は、ここにある雰囲気と出会っているのです。それは、彼女が受ける看護や薬物および緩和と同様に、彼女が横になって眺める物との出会いです。安全という雰囲気全般において、彼女は自分自身の鍵を見つけ、自分自身の出会いを知ります。患者は、これまでの人生においてずっと言われていたことをはじめて聴き取ることができるようになります。彼女はそれまで、現実的関心を向ける時間が全くなかったのです。

私は、セント・ジョゼフで何度も何度も、患者が横になって絵や十字架を眺め、いかにそれらが患者に語りかけるかに心を動かされてきました。そのようなものは、真実を現在の世界という文脈において解釈する芸術家によって、今創造された作品であることが、大切です。私にとって特に喜ばしいのは、セント・クリストファーにおける芸術の強調が、ポーランドとの結びつきを再度私たちにもたらすことです。このつながりは、当初から存在していたものの、何度も強化されたのです。

(Saunders, 1965)

本書では、嘘と秘密から始まり、基本的にそれら概念のネガティヴな作用について論じてきたが、ソンダースは沈黙をポジティヴに論じることが多い。しかも、ここではホスピスアートという視覚に訴えるケアを提唱している。

ソンダースの1965年のマニフェストには、沈黙を直接扱う項目がある。その最終項「・・・沈黙すること、聴くこと、そこにいること」である。本書の結びも、その反響の中に立ち上がればと思う。

「私たちと共に目を覚ましていなさい」という言葉の中に、私たちが計画している仕事に要求されるものを要約しようと試みてきました。セント・クリストファーのための最も大切な基礎は、共に目を覚ましている中で私たちが学べるという希望です。痛みや苦痛から患者をいかに解放するか、いかにして患者を理解し、がっかりさせないかということだけでなく、いかに沈黙し、いかに話を聴き、そしていかに唯、そこにいるのかということを学ぶのです。これを学ぶ時、私たちは、本当の仕事は私たちがすることではまったくないことも学びます。私たちは自分たち自身よりもずっと大きなものを作り上げているのです。このことを覚えていようと努力するなら、私たちは、仕事が真により大きな神の栄光に向かうことがわかるでしょう。

(Saunders, 1965)

コーダ

「待っている時間」を読む

宮原昭夫の「待っている時間」は、1968年に発表され芥川賞候補にもなった短編で、『宮原昭夫小説選』(2007)に収録されている。病名告知も余命告知もされずにがんで死んでいく父親を見守る大学生の息子の日々が描かれている。私は作者の小説教室の生徒でもある精神科医、渡辺俊之と同氏で鼎談(宮原、渡辺、小森、2021)をしたことで、本作のナラティヴ・メディスン的価値を痛感している。

まずは、あらすじを示そう。主人公は次男の大学生、篤。父親がある日突然、消化器系のがんを疑われ、入院となる。手術で腹膜播種が判明し、父はその後、退院することなく病院で亡くなる。全体は大まかに、序の部分を除けば8節からなり、父親の看取りと、ガールフレンドの国子との会話が交互に時系列に沿って提示される。つまり、家族の内と外がパラレルに描かれるわけだ。第5節では篤の生活歴が挿入されることで父親と息子の関係が描写され、第7節では、父親の最期となるかという夜に一旦叔母の家に引き取ったきょうだいを迎えに篤と兄が出かけるものの折悪しく横転した小型トラックと散乱した白菜の山に行く手を阻まれ白菜を片付けるシーンが印象的である。国子との場面では主に父親像をめぐる会話が紹介されているが、そこで篤は父親の闘病を一切口にしない。しかし最後の最後で、その思いを突然爆発させることで国子を驚かせる。

全体の流れは下記の通り。（1）入院まで。（2）篤と国子の交流が始まる。（3）手術：30分の「開け閉じ」。（4）篤は父について問われ「西部劇」「床屋一家」の話をするが、国子は「二十になるかならないかでいたわらなきゃならないんじゃ、やりきれないわよ」と自らの父親について語り、それに応じて篤はさらにデタラメな父のイメージを語る。（5）篤の生活歴：高校休学、進路相談、反抗期なし。術後経過：酸素吸入開始。（6）「コーヒー二つ」に象徴される架空の父を演じる自分と国子の糸くずをとってやる正反対の一面に自ら戸惑う篤。自分でも父親の呼吸苦を知らないうちに再現している。（7）父はモルヒネで傾眠。いよいよ最期を迎えるかという場面。父親のきょうだいが集まるものの一旦叔母の家に引き取る。同日それを迎えに篤と兄が出かけるものの折悪しく道路で横転した小型トラックと散乱した白菜の山を片付ける羽目になる。皆が病院で夜明けを迎える。（8）篤は突然、国子に胸中を吐露する。

小説であるからさまざまな読みがある。たとえば、医学教育を推進するナラティヴ・メディスンでは、「精読」と言って、物語的テクストの（下記に挙げた）5つの側面を吟味するドリルを作成しており、それに準じて読むことが求められる。

［1］枠組み：父の看取りと女子大生との交流が並行して描かれている。

［2］形式：①ジャンル：本作は短編小説。②目にみえる構造：大まかに8部構成であり、病床での父親の描写と大学生活でのガールフレンドとの交流が交互に記されていく。③ナレーター：三人称。④隠喩：「散乱する白菜」は、目の前の障害と新たに書き込むことのできる白紙を象徴している。それを兄と一緒に

解決するところがミソか。「待っている時間」というタイトルはがん患者および家族にとって最も影響力のある時間感覚を暗示しており、パラレル構造はまさに臨死期の二拍子（小森、２０１０）を暗示している。国子との時間は「待っていない時間」＝生きている時間であるが、そこに「待っている時間」が侵襲する。⑤引喩：本作には目立った引喩はない。⑥言葉遣い：国子との場面に「なまなましい」という形容詞が3回使用され、生きている時間を暗示。

［3］時間：本作の時間は、父親の短いがん闘病生活に沿って流れている。

［4］プロット：「あらすじ」参照。

［5］欲求：これは「読むという行為によってどんな食欲が満たされるのだろうか。書くという行為によって、語り手の中ではどんな飢えが満たされるのだろうか」という疑問への回答であるが、本作では、高校時代に遅れをとることの影響が本人のみならず父親にも影響していることを、父親の死と国子との会話においてあぶり出すことであろうか。父親自身が14歳で父を亡くすという設定は、父親が父親像を意識的に構築する文脈を提供している。

もちろん、ここで行いたいのは、本書で取り組んできた、「嘘と秘密」そして「沈黙と謎」という視点でこの作品を読むことだ。はじまりと同様、以下の5つの問いに答えてみよう。①何が秘密か、②クライアントは何を、家族の誰に隠しているのか、③秘密は家族内で共有されるべきなのか、④支援者は秘密を守るべきか、共有を目指すべきか、⑤支援者は守秘義務を遵守しつつ、どのように秘密に対処するのか？

1.　何が秘密か？

物語は、叔母の訪問をきっかけに父の受診、入院、手術と迅速に進む。本文には明記されていないが、家族だけが病名告知を受けたと思われる。そして、手術には30分もかからなかったことから、家族は、父が腹膜播種で手の施しようがなく、同時に余命幾許もないことを知る。これが秘密である。父は自らの病状について問うことはなく、家族はそれについて沈黙で答える。主な家族は、（主人公の次男・篤からみて）母と篤、そして近くに住む叔母の三人だが、父は六人きょうだいの第二子長男、下に弟一人と妹三人がおり、篤の兄は結婚し独立している。祖父は父が14歳の時に若死にし、父は自分を含め孤児六人と祖母を加えた一家の家長として苦労の多い人生を歩んだ人である。父も若死にするのではないかという謎はあったとしてもそれほどのものではないようだが、叔母は連れ合いを数年前に同じ病で亡くしているので多少敏感だったのかもしれない。

2.　クライアントは何を、家族の誰に隠しているのか？

クライアントは主人公の篤だとしよう。上述のように家族の中では患者本人に対して以外、秘密はない。篤の父に対する思いは、術後の「回復の早さは結局開腹はしたが内臓にメスを触れなかったせいだと解っているので、正視に堪えなかった」とある。そして、家族以外の見舞客が現れると緊張は一気に高まる。

見舞客がそんな回復ぶりを種にして威勢のいい調子で父に力づけや気安めを言う度に、篤はやにわに胸がどきどきしだす。いまにも父が居直って、知ってるんだぞ、などと言い出しはしないかと想像すると、居ても立ってもいられなくなる。

ところがそんな時むしろ父は相手同様わざとらしく調子のいい口調で同感の意を表明するのだ。

（145頁上）

一方、つきあい始めたばかりのガールフレンド、国子に対して父の病について話さないことはプライバシーと理解できるものの、すぐにその葛藤は増大する。

喫茶店で向き合っている時、国子がふと親きょうだいの話などを始めると、篤はあわてたように急いで調子を合わせて家庭内のこっけいなエピソードを披露してみせたりはするが、そのくせ彼はどういうものか父の入院に関してはいこじにいっさい口をつぐんでいる。そんな時、ふと篤は自分の出生を隠している被差別民のような意識を抱いてしまい、周りじゅうへの一種のとげとげしい孤立感を覚える。

（145頁下）

嘘をつくわけではないが、話題転換という一種の沈黙で対応しているわけだ。しかし、国子から父のことを聞かれるとそれは嘘の領域へと進む。西部劇の父親、行きつけの床屋の父親を引き合いに出し、強い父のイメージを語る。篤はそれを「でたらめな父のイメージ」と言うものの、その父親像は篤の望む父親像であるところが興味深い。嘘が相手を騙すことが目的ではないとき、その内容は祈りにも似るのか。

3. 秘密は家族内で共有されるべきなのか？

この問いは、家族と父の間で病状は共有されるべきか、そして篤と国子との間で父の病は共有されるべきか否かという二つの問いとなる。

第一の問いは、1960年前後という時代性からすれば、共有されなければならないとも思えないが、どうだろう。父も見舞客に対してそつなく振る舞っているからだ。ただ、母はかなりつらそうだ。悲しみから立腹へと心理状態は移行し、病院への泊まり込みについても、父の知人の夫人に対してそつなく嘘をついているとはいえ。

第二の問いは、篤と国子のつきあいが進めば進むほど、その必要性が増すのは自明であろう。相手が自分にとって大切な人になるにつれ、父の病について口を閉ざすことはプライバシーから秘密へと移行せざるを得ない。つまり、篤は自分にとって最も大切なことを相手に黙っていることに罪悪感を抱くのである。篤は二人でベンチに座っていても、「無意識に父のあの一息ずつむさぼるような苦しげな呼吸を真似てみている」ことに気づくことになった頃、そろそろ潮時と考えるべきか。

4. 支援者は秘密を守るべきか、共有を目指すべきか？

5. 支援者は守秘義務を遵守しつつ、どのように秘密に対処するのか？

この二つの問いは、現実的には、篤が面接で、国子に秘密を打ち明けるべきか、打ち明けるならどのようにするのかという話題を持ち出すことで始まる。となれば、秘密を安全に開示するための方法などを考えることになる。第一に、篤はなぜ国子に父の病のことを黙っているのか問われる。それには、秘密を伝えた時に起こり得るポジティヴな面とネガティヴな面を考えることがヒントになる。これがリストアップされ整理されれば、デメリットばかりでなくメリットもあり得るとして、少なくとも開示に向かう緊張は軽減するだろう。第二に、何をどこまで話すのか？　父ががんだということだけを篤は伝えたいのか、それで彼のつらさは消えるのか。これまで自分が打ち明けられなかった思いも伝えたいのか。それは罪悪感を伴っていたのか。第三に、どのように伝えるのか。手紙か電話か、面と向かって話すのか、面接に同席するのか。その語りはどのような筋立てになるのか。あるいは出たとこ勝負にするのか。第四に、秘密の開示は二人の関係にどのような影響を及ぼすのかも考えておくべきだろう。このようなことを考えていく中で、篤の意思決定は自ずとなされるのではないだろうか。

上記のように、新しく「嘘と秘密」という視点で小説を読んでいくと、それまでには得られなかった登場人物への親近感を抱くことができる。嘘と秘密に対する共同戦線を張る感じとでも言おうか。

＊　＊　＊

上記読み直しに読者は肩透かしを食ったろうか。もっと劇的な何かを期待されたのだとしたら申し訳ない。少なからぬ読者が、がんサバイバーの支援者で臨床に役立つ新たな視点を求めておられたであろうし、患者とのより良い関わり方を希求される家族であるかもしれない、あるいは患者さんご自身が少しでも生きやすくなればと本書を手にされたのかもしれない。だからコーダに示された程度の読みしかご利益はないのかという落胆である。しかし、私は安心されるがよいと思う。あなたの視点が変われば、相手の反応も変わる。有り体に言えば「聴くこと」についての何かが変わる可能性があるからだ。会話は書物が相手ではない。

あとがき

書きながら考える。それが本書の基本的なスタイルである。最初から書きたいこと、伝えたいことがあってそれをわかりやすく仕上げるのではなく、どのような内容になるかわからないまま書き始める小説の書き方に近い。しかも、二人が互いの原稿を自分のもののごとく上書きを重ねるコラボレーション。読者が支援職にあるなら、一人でも多くの方が、この書き方に挑戦されることを願う。私たちも数日前、第二作『認知症と鳩』を書き始めたところだと書けば、何よりの根拠になろうか。まずは、盟友が一生かけて上書きを続けることになる、ハンス・ロットの「交響曲第一番」を聴くことをお勧めしたい。

本書のテーマは「嘘と秘密」になってはいるが、がん医療とその周辺にはまだまだ嘘も秘密も残っていてそれを減らすことが基本的にあるべき姿だと主張したいわけではない。ボクの言うように、「秘密は人間にとって火と同じように欠くことができないもの」（本書135頁に引用）であるならば、それは正気の沙汰ではない。

本書脱稿後の2週間、患者さんたちとの面接で思いも寄らない経験が続出した。人が謎に戸惑い、沈黙を課され、秘密を抱えて、嘘さえつかざるを得ないことを念頭に置いていなかった頃には、あり得ないことだった。ある女性は術前に宿命論めいたことを言って私の興味を掻き立て術後に開口一番カルテ記載などない家系の遺伝病について秘密を明かした。ある男性は延命治療はもう嫌だと訴え沈黙するものの身体症状緩和を機に仕事のこと、息子のこと、故郷へと話を移しホスピスへの道を選んだが、その後繰り返される沈黙は安堵なのだと言い今度は知人への秘密について吐露した。遠方の息子が突然やってきて1年越しの父に対する母の罵詈雑言をなんとかしてくれとせがまれた主治医の意向を受けた親子面接は、まさに息子の謎と沈黙を懐柔しつつの母との会話になった。単身赴任中の夫は1年間妻に秘密でがんを放置しいよいよ立ち行かなくなって止むなく治療を始めたものの妻の悲哀は大きい、なぜ私に黙っていたのと。これほどに明らかな謎と沈黙と秘密と嘘がなぜこれまで見えていなかったのか。ビギナーズ・ラックのように思われるかもしれないが、読者もこのような経験をされればと思う。それは用意周到の take home message に盛られたマニュアルほどすぐには役立たないかもしれないが、臨床的視点の認識論的変換ほどには時間はかからないものだ。

遺伝形式については従来、「優性遺伝」と「劣性遺伝」との用語が用いられてきたが、遺伝子に優劣があるとの誤解を生む可能性があることから、日本遺伝学会が2017年9月に「顕性遺伝」「潜性遺伝」をこれに代わる用語として推奨すると決定した。これに倣って本書でもこれらの用語に置き換えた。なお、ゲノム医療関連事項については愛知県がんセンターの遺伝カウンセラー、高磯伸枝さんの援助を仰いだ。そもそも、彼女がリードする遺伝カンファランスで門前の小僧を任されなければ、『ウェクスラー家の選択』は読まなかったかもしれない。深謝。

なお、カバー絵はスルバランの聖アガタをモチーフとした。伝承によれば、シチリアで生まれた美しいアガタは、当時シチリアを支配していたローマ人権力者から目をつけられたが、その意に従わなかったため、彼はキリスト教徒であることを理由にアガタを捕らえて苦しみを与えた。拷問の中でアガタは両方の乳房を切り落とされたとされる。そのために彼女は切り落とされた乳房を皿の上に乗せて持つ姿で描かれることが多い。彼女が捧げ持つ乳房の形との関連からアガタは鐘職人やパン屋の守護聖人とされてきたが、近代に入ると乳がん患者の守護聖人ともされた。（Wikipedia より）

最後に、前半の半分さえ揃っていない本書の企画を即決していただいた遠見書房の山内俊介社長と、なぜこんなにも頁のはじまりと改行が一致するのか不思議でならない見事な編集ワークを提供していただいた（楽しんでいただいた？）駒形大介さんに、心からの感謝を伝える。

令和4年4月25日

小森康永・岸本寛史

文　献

Glück, L（1992）The Silver Lily. In: *The Wild Iris*. Ecco Press. 野中美峰訳（2021）野生のアイリス．KADOKAWA．参照

序奏

Deslypere, E. and Rober, P.（2018）Family Secrecy in Family Therapy Practice: An Explorative Focus Group Study. *Fam Proc* 59 (1): 52-65.

Huntington, G.（1872）*On Chorea*. Of Pomeroy, Ohio. Essay read before the Meigs and Mason Academy of Medicine at Middleport, Ohio, February 15.

Huntington, G.（1910）Recollections of Huntington's chorea as I saw it at East Hampton, Long Island, During my boyhood. *Journal of Nervous and Mental Disease*. 37(4): 255-257.

Wexler, A.（1995）*Mapping Fate: A memoir of family, risk, and genetic research*. University of California Press. 武藤香織・額賀淑郎訳（2003）ウェクスラー家の選択：遺伝子診断と向き合った家族．新潮社．

第1章

Davenport C. B. and Muncey, E. B.（1916）"Huntington's chorea in relation to heredity and eugenics". *American*

Journal of Insanity. 73(2): 195-222. doi: 10. 1176/ajp. 73. 2. 195（https://doi. org/10. 1176%2Fajp. 73. 2. 195）.
小森康永（２０２１）謎が秘密になる前に，沈黙が嘘になる前に．家族療法研究，38(3): 41-46.
Vessie, P. R.（１９３２）On the transmission of Huntington's chorea for 300 years—the Bures family group. *Nervous and Mental Disease*. 76(6): 553-573.
Wexler, A.（２００８）*The woman who walked into the Sea: Huntington's and the making of Genetic Disease*. Yale University Press. p.288.

第２章

Agamben, G.（２００８）*Signatura rerum: Sul Metodo*. Torino: Bollati Boringhieri. 岡田温司・岡本源太訳（２０１１）事物のしるし——方法について．筑摩書房．
小森康永（２０２１）謎が秘密になる前に，沈黙が嘘になる前に．家族療法研究，38(3): 41-46.
李怡然・武藤香織（２０１８）ゲノム医療時代における「知らないでいる権利」．保健医療社会学論集，29(1): 72-82.

第３章

Favazza, A. R.（２００９）Psychiatry and spirituality. In: Sadock, B. J., Sadock, V. A., Ruiz, P. (eds.) *Kaplan and Sadock's comprehensive textbook of psychiatry*, 2 vols, 9th edition. Lippincott Williams & Wilkins, Philadelphia/Tokyo, pp.2633-2650.
Foucault, M.（１９７６）*L'Histoire de la sexualité, tome 1, La volonté de savoir*. Gallimard. 渡辺守章訳（１９８６）性の歴史Ｉ．新潮社．
李怡然・武藤香織（２０１８）ゲノム医療時代における「知らないでいる権利」．保健医療社会学論集，29(1): 72-82.

Wexler, N.（1979）Genetic 'Russian Roulette': The Experience of Being "At Risk" for Huntington's Disease. In Kessler, S. (ed.) *Genetic Counseling: Psychological Dimensions*. Academic Press, New York, 199-220.

第4章

Lown, B.（1996）*The Lost Art of Healing*. Houghton Mifflin Harcourt. 小泉直子訳（1998）治せる医師・治せない医師．築地書館．

Sobel, S. K.（1997）"Do you need to know?": Genetic Testing for Huntington's Disease. In McDaniel, S. H., Hepworth, J. & Doherty, W. J.(eds.) *The Shared experience of Illness: Stories of Families, and their therapists*. W. W. Norton, New York.

Solms, M.（2021）*The Hidden Spring: A Journey to the Source of Consciousness*. W. W. Norton. 岸本寛史・佐渡忠洋訳（2021）意識はどこから生まれてくるのか．青土社．

Quaid, K. A.（1993）Pre-symptomatic Testing for Huntington Disease in the United States. *Am. J. Hum. Genet.* 53: 785-787.

間　奏

小森康永（2021）謎が秘密になる前に、沈黙が嘘になる前に．家族療法研究、38(3): 41-46.

小森康永・岸本寛史編（2014）N：ナラティヴとケア、第5号（特集：ナラティヴ・オンコロジー——緩和ケアの実践のために）．

楠勝平（1972）彩雪に舞う・・・．ガロ、73年3月号．（アックス第127号（2019）青林工藝舎に採録）

第5章

Saunders, C.（１９６５）Telling a patient. *Nursing Times*. 小森康永編訳（２０１７）患者に言うこと．Inナースのためのシシリー・ソンダース．北大路書房．

西智弘・小杉和博・柴田泰洋・有馬聖永・佐藤恭子・宮森正（２０１６）専門的緩和ケア紹介前の余命の告知に関する後方視的研究．*Palliat Care Res,* 11 (4): 337-40.

中島信久・秦温信（２００６）がん告知の内容から見た終末期ケアの質の検証―ＳＴＡＳ日本語版によるクリニカル・オーディット．緩和医療学，8(1): 55-62.

第6章

Bok, S.（１９８２）*Secrets: On the Ethics of Concealment and Revelation*. New York: Pantheon Books. 大澤正道訳（１９９９）秘密と公開．法政大学出版局．

Chochinov, H. et al.（２００２）Dignity in the terminally ill: a cross sectional cohort study. *Lancet,* 360: 2026-2030.

Chochinov, H. et al.（２００５）Dignity Therapy: A Novel Psychotherapeutic Intervention for Patients near the End of Life. *J Clin Oncol,* 23: 5520-5525. ディグニティセラピー：終末期患者に対する新しい精神療法的介入．In小森康永＋チョチノフ・Ｈ（２０１１）ディグニティセラピーのすすめ．金剛出版．

Chochinov, H.（２０１２）*Dignity Therapy: Final words for Final days*. Oxford University press. 小森康永・奥野光訳（２０１３）ディグニティセラピー：最後の言葉，最後の日々．北大路書房．

Imbar-Black, E.（１９９８）*The secret life of families*. Bantom Books. New York.

Derrida, J.（２０１２）*Histoire du mensonge*. Edition Galilee. 西山雄二訳（２０１７）嘘の歴史　序説．未來社．

Deslypere & Rober（２０１８）Family Secrecy in Family Therapy Practice: An Explorative Focus Group Study.

Family Process. https://doi.org/10.1111/famp.12409
Rousseau, J.（1959）今野一雄訳（1960）孤独な散歩者の夢想．岩波文庫．

第7章

Fies, B.（2006）*Mom's Cancer*. Abrams Comics. New York. 高木萌訳（2018）母のがん．ちとせプレス．
小森康永（2014）緩和ケア．In渡辺俊之・小森康永（2014）バイオサイコソーシャル・アプローチ．金剛出版、201-221．
Mullan, F.（1982）*Vital Signs: A young Doctor's Struggle with Cancer*. Farrar, Straus and Giroux, New York. 改田明子訳（2017）がんサバイバー．ちとせプレス．
Mullan, F.（1985）Seasons of Survival: Reflections of a Physician with Cancer. *N Eng J Med*, 313: 270-273.
下澤一元（2021）皆を一つにする〝割り符〟としての『ホスピスのこころ』．In前野宏（2021）ホスピスのこころを大切にする病院．春陽堂、210-212頁．

第8章

小林愛明他（2019）ルイーズ・グルック―略伝と作品の特徴、ならびに詩の翻訳（4）獨協大学英語文化研究、54: 49-123.
小林三千代（2011）沈黙の底に潜む看護師と患者の相互作用―筋ジストロフィー病棟におけるエスノグラフィー．日本看護科学会誌、31: 3-11.
Saunders, C.（1965）Watch with Me. *Nursing Times*（26 December), pp.1615-1617. 小森康永編訳（2017）私と共に目を覚ましていなさい．Inナースのためのシシリー・ソンダース、北大路書房．／小森康永ほか訳（2020）人生の終わりに学ぶ観想の智恵、北大路書房．／小森康永訳（2022）シシリー・ソンダース、ケアを語る―私のスピリチュアリティ．北大路書房．

田代順（2021）〈フィールドワーク〉小児がん病棟の子どもたち―医療人類学とナラティヴの視点から．遠見書房．／（2003）小児がん病棟の子どもたち―医療人類学の視点から．青弓社．

コーダ

小森康永（2010）緩和ケアと時間―私の考える精神腫瘍学．金剛出版．

宮原昭夫（1968）待っている時間．In（2007）宮原昭夫小説選．宮原昭夫小説選制作委員会．141-156頁．

宮原昭夫・渡辺俊之・小森康永（2021）［鼎談］文学・医学・家族―小説家　宮原昭夫に聞く．家族療法研究、38(1)：36-51.

著者紹介

小森康永（こもり やすなが）

1960 年, 岐阜県生まれ。1985 年, 岐阜大学医学部卒業。同大学小児科入局。1990 年，Mental Research Institute 留学。1995 年，名古屋大学医学部精神神経科入局。現在，愛知県がんセンター精神腫瘍科部長。

著書 『緩和ケアと時間』(金剛出版，2010)，『ディグニティセラピーのすすめ』(共著，金剛出版，2011)，『はじめよう！　がんの家族教室』(編著，日本評論社，2015)，『ナラティブ・メディスン入門』(遠見書房，2015)，ほか多数。

訳書　ホワイトとエプストン『物語としての家族』(金剛出版，1992/2017)，ソンダース『シシリー・ソンダース初期論文集 :1958-1966』『ナースのためのシシリー・ソンダース』(北大路書房, 2017)，ヘツキとウィンズレイド『手作りの悲嘆』(共訳，北大路書房，2019)，クラーク編『シシリー・ソンダース、ケアを語る』(北大路書房，2022)，ほか多数。

岸本寛史（きしもと のりふみ）

1966 年，鳥取県生まれ。1991 年，京都大学医学部卒業。2004 年，富山大学保健管理センター助教授。2007 年京都大学医学部附属病院准教授。現在，静岡県立総合病院緩和医療科部長。

著書 『緩和ケアという物語』(創元社，2015)，『迷走する緩和ケア』(誠信書房，2018)，『がんと心理療法のこころみ』(誠信書房，2020)，『せん妄の緩和ケア』(誠信書房，2021)，『ナラティブ・ベイスト・メディスンの実践』(共著，金剛出版，2003)，ほか多数。

訳書　セス『なぜ私は私であるのか』(青土社，2022) ソームズ『意識はどこから生まれてくるのか』(共訳，青土社，2021)，シャロン『ナラティブ・メディスン』(共訳，医学書院，2011)，ほか多数。

がんと嘘《うそ》と秘密《ひみつ》

ゲノム医療時代のケア

2022年7月1日　第1刷

著　者　小森康永《こもりやすなが》・岸本寛史《きしもとのりふみ》

発行人　山内俊介

発行所　遠見書房

〒181-0001　東京都三鷹市井の頭 2-28-16

株式会社　遠見書房

TEL 0422-26-6711 FAX 050-3488-3894

tomi@tomishobo.com　https://tomishobo.com

遠見書房の書店　https://tomishobo.stores.jp/

印刷・製本　太平印刷社

ISBN978-4-86616-147-1　C3011

©Komori Yasunaga & Kishimoto Norihumi 2022

Printed in Japan

※心と社会の学術出版　遠見書房の本※

tomi shobo
遠見書房

〈フィールドワーク〉
小児がん病棟の子どもたち
医療人類学とナラティヴの視点から
（山梨英和大学教授）田代　順著
小児がん病棟の患児らを中心に，語りと行動を記録したフィールドワーク。ナラティヴ論と，グリーフワークの章を加えた増補版。2,420円，四六並

ドクトルきよしのこころ診療日誌
笑いと感謝と希望を紡ぐ
（長田クリニック院長）長田　清 著
心理療法を学び，悪戦苦闘・右往左往の結果，理想の診療に近づいたドクターと，患者さんたちの人生の物語からなる臨床エッセイ。解決志向ブリーフセラピーと内観で希望を紡ぐ。1,980円，四六並

もっと臨床がうまくなりたい
ふつうの精神科医がシステズアプローチと解決志向ブリーフセラピーを学ぶ
宋　大光・東　豊・黒沢幸子著
児童精神科医は，面接の腕をあげようと心理療法家 東と黒沢の教えを受けることに。達人の考え方とケース検討を通して面接のコツを伝授！ 3,080円，四六並

ダウン症神話から自由になれば 子育てをもっと楽しめる
（臨床遺伝専門医）　長谷川知子著
この本は，約50年にわたり1万人近いダウン症のある人たちと向きあってきた専門医が書いた1冊で，子育ての自信をなくしたり悩んだりしている親や支援者たちに向けたもの。2,200円，四六並

精神の情報工学
心理学×ITでどんな未来を創造できるか
（徳島大学准教授）横谷謙次著
機械は心を癒せるか？——本書は画像処理・音声処理・自然言語処理技術の活用，ネットいじめの社会ネットワーク分析など，心理学と情報工学の融合を見る最先端の心理情報学入門。1,980円，四六並

ナラティブ・メディスン入門
小森 康永著
本書は，シャロンの『ナラティブ・メディスン』をひもとき，精密読解，パラレルチャート，アウトサイダー・ウィットネスなどの方法論を具体例を交えて分かりやすく解説。日本における著者らの刺激的な試みも紹介した。2,750円，四六並

関係性の医療学
ナラティブ・ベイスト・メディスン論考
斎藤清二著
NBMの概念や理論，医療コミュニケーション，医療者・患者関係，医療面接，プロフェッショナリズム教育などについて具体的に論考と実践が描かれた価値ある1冊。3,740円，A5並

家族心理学——理論・研究・実践
ソバーン＆セクストン著／若島・野口監訳
アメリカで一番優れた家族心理学の教科書が邦訳刊行。家族の心理的，文化的，社会的な問題から家族療法まで，家族に関わるすべての心理学を網羅したファーストチョイスに足る1冊。ベテランから入門者まで必読。4,070円，A5並

患者と医療者の退院支援実践ノート
生き様を大切にするためにチームがすること・できること
（退院支援研究会・医師）本間　毅著
入院患者が自宅に戻るときに行われる医療，介護，福祉などを駆使したサポートである退院支援。本書はその実際を熱く刺激的に描く。2,640円，四六並

N:ナラティヴとケア
ナラティヴがキーワードの臨床・支援者向け雑誌。第13号：質的研究のリアル—ナラティヴの境界を探る（木下康仁編）年1刊行，1,980円

価格は税込です